Nos Docteurs

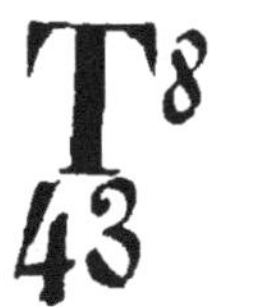

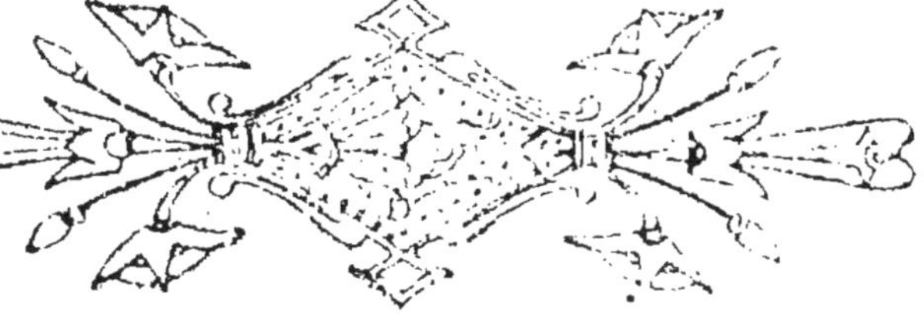

NOS

DOCTEURS

DEUXIÈME SÉRIE

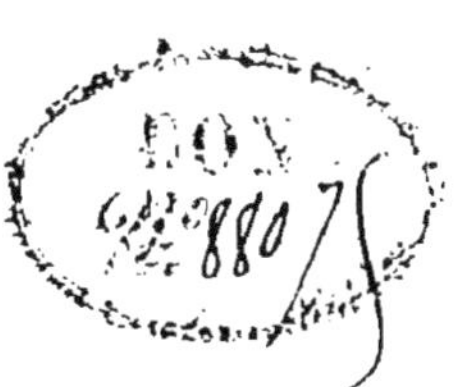

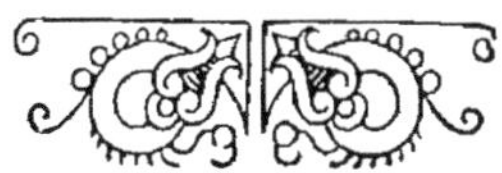

J. HIRSCHLER
ÉDITEUR
46 Rue des Batignolles, 46

PARIS

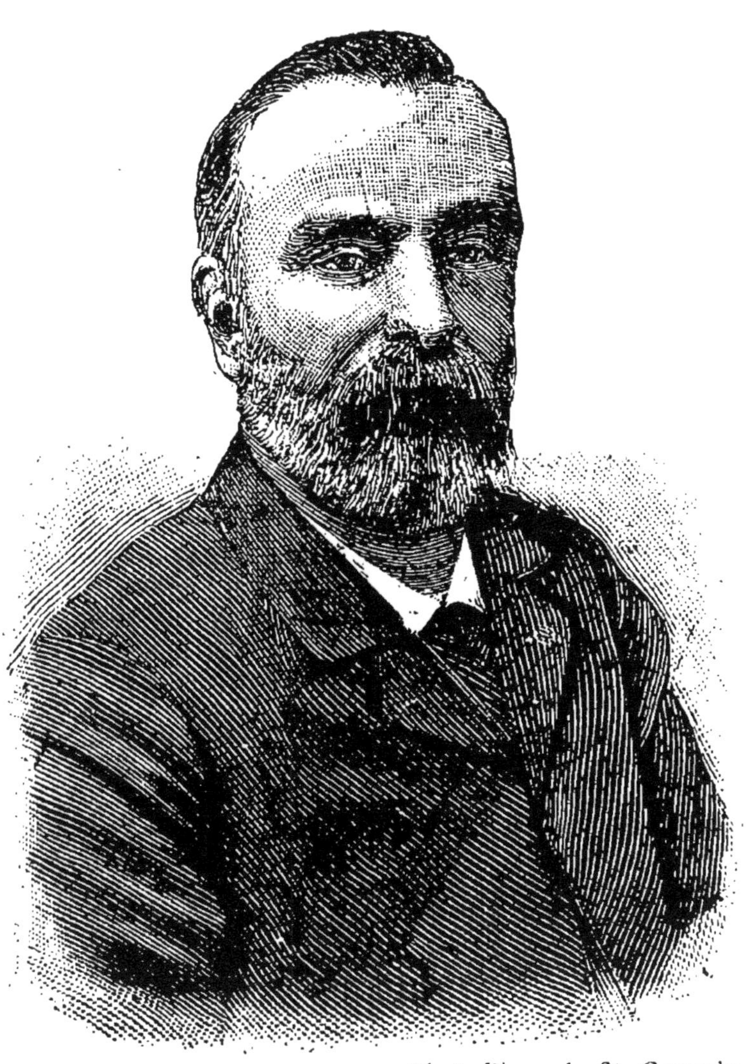

Phot. Pirou, b. St-Germain.

LE PROFESSEUR BROUARDEL

Doyen de la Faculté de Médecine de Paris

NOTE DES ÉDITEURS

La seconde série de biographies et de portraits que nous publions aujourd'hui sera, nous l'espérons, aussi favorablement accueillie que la première.

Fidèles à la promesse que nous formulions en entreprenant ce travail, nous offrons au public sous la forme de ce nouveau volume, des renseignements précieux en même temps que nous permettons à la grande famille médicale de Paris, de se retrouver, — en effigie, — dans l'intimité d'un album qui est intéressant à bien des points de vue.

N'est-il pas, en effet, ce livre de *Nos Docteurs*, l'annuaire très détaillé d'une de nos grandes corporations les plus respectées? Et n'y lit-on pas avec intérêt, le détail des états de services, des titres honorifiques, nous pourrions presque dire des campagnes — car le médecin n'est pas autre chose qu'un soldat toujours en lutte?

Mais ce n'est pas tout. Ces volumes de *Nos Docteurs* renferment aussi des indications utiles sur les travaux les plus récents, les applications les plus ingénieuses de nos praticiens jeunes ou vieux.

Si bien, que ces différentes séries marquent, pour ainsi dire, d'année en année, les différentes étapes du progrès scientifique.

°°°

L'accueil flatteur qui nous a été fait dès le début; les encouragements que nous avons reçus, le succès de nos éditions consécutives, dont la dernière est presque totalement épuisée, ne pouvaient que nous exciter à faire mieux — non pas au point de vue de la forme générale de l'œuvre, qui ne peut subir de transformation; — mais au point de vue de l'édition elle-même. C'est à cela que nous avons tout particulièrement apporté nos soins, dans l'espérance que les lecteurs nous en sau raient gré.

Ainsi que nous le disions dans notre première *Note*, au fur et à mesure que s'avancera le travail long et méticuleux du clichage des photographies, nous ferons paraître une nouvelle série de docteurs et notre intention est ensuite d'ouvrir notre album à toutes les sommités médicales des grandes villes de France, et de publier une série spéciale, les concernant.

Ne serait-ce pas, d'ailleurs, de toute justice, quand on pense à ce que renferme de talents reconnus et appréciés, de grands centres comme Lyon, Marseille, Bordeaux, Rouen, Toulouse, pour ne citer que ceux-là.

HIRSCHLER.

AVANT PROPOS

Le premier volume de *Nos Docteurs* a obtenu le succès qu'il méritait et j'entrevois une longue suite d'autres séries où biographies et portraits se succédant, il sera possible au public de posséder, enfin, la collection presque complète des principaux médecins de Paris.

Jamais, peut-être, le moment n'aura été mieux choisi pour la publication d'un semblable album. Jamais, autant que maintenant, plus intéressantes comparaisons n'auraient pu être faites, entre les différentes écoles médicales ; entre la Science d'hier, représentée par les plus illustres membres de nos Facultés ou de nos Académies, et la Science d'aujourd'hui, — nous pourrions presque dire la Science de demain,— incarnée en cette ardente et jeune phalange de chercheurs audacieux dont quelques-uns sout déjà célèbres bien avant la maturité.

*
* *

Etrange époque que la nôtre ! Chaque jour y amène une découverte ; chaque heure un progrès ! Et du train dont vont les choses, il semble que toutes les civilisations doivent se fondre bientôt en un immense concert de reconnaissance en l'honneur de la Science.

Nous vivons un peu comme ces héros de contes de fées, dans le perpétuel enchantement de surprises qui ressemblent à de la fantasmagorie ; nous voyons nos conceptions les plus idéales prendre des formes tangibles ; nos rêves devenir des réalités et se matérialiser, à la grande stupéfaction de nos sens.

Et sur la voie à peine frayée, une nouvelle génération de pionniers s'élance, abattant les préjugés comme de vieux arbres rongés par le temps ; renversant les dogmes d'Ecole, comme des rochers mal équilibrés ; faisant dans la forêt des erreurs et dans les broussailles de toutes les conventions, la trouée lumineuse qui conduira les générations futures, vers l'absolue vérité.

La route sera longue encore, avant qu'on atteigne au but, — si tant est qu'on y puisse atteindre, — mais nul ne se décourage, car les fruits cueillis en passant, activent les forces et raniment les espérances.

Plus que les autres, la médecine actuelle s'est lancée dans ce mouvement de découvertes. Grâce à ses admirables méthodes expérimentales, grâce au génie de quelques hommes comme Pasteur, qui ont ouvert à ses investigations, à ses exploitations, un monde nouveau, elle s'est rajeunie, elle s'est transformée.

Mais elle ne s'est pas contentée de ce qui constituait son domaine propre ; elle a fait des conquêtes dans les diverses autres branches scientifiques ; elle n'est pas restée indifférente aux applications de ces merveilles physiques dont nous constatons l'effet sans pouvoir expliquer la cause ; elle s'est emparée aussi des résultats arrachés enfin à certains problèmes chimiques qui paraissaient jusqu'à présent insolubles. Elle a cherché des conséquenses thérapeutiques, dans les forces mêmes de la nature. Si bien, qu'aux notions exactes, aux froides combinaisons de jadis, aux calculs transcendants et aux lois du chiffre, elle a ajouté une sorte de poésie grandiose.

La médecine se transforme; le médecin devient de plus en plus un physicien ou un chimiste. Si, vous avez quelque doute à ce sujet, consultez la nomenclature des travaux les plus récemment parus; jetez un coup d'œil sur le titre des communications adressées à l'Académie de médecine; parcourez la liste des sujets traités en thèse par les candidats au Doctorat ou à l'Agrégation.

De l'ensemble de vos observations ressortiront clairement l'effort prodigieux vers d'originaux moyens curatifs et l'orientation des esprits les plus distingués vers les sources de lumières nouvelles.

*
* *

On a dit et répété que l'électricité était la reine du jour et que son foyer illuminait toutes les intelligences humaines. C'est que cette puissance physique que nous ne faisons que commencer à connaître est inépui sable dans sa fécondité créatrice; toutes les branches de l'activité humaine peuvent avoir recours à elle sans l'épuiser.

Dans l'industrie, nous connaissons déjà le rôle prépondérant qu'elle tend à jouer, de plus en plus; dans le domaine des conceptions plus élevées, quelle influence n'est-elle pas appelée à acquérir? En médecine, où s'arrêteront les applications, possibles, des premiers résultats obtenus? L'électhrothérapie devient, non plus une spécialité pour quelques savants mais un moyen de guérison, tenté par tous, dans les différentes maladies qui nous assiègent. Les cabinets de consultation qui ne possèdent pas encore leur machine électrique, sont de plus en plus rares. On ne voit, parmi les travaux les plus récents, que Mémoires sur les différentes applications de la méthode électrique, qu'électrolyse, bi-électrolyse, pyrogalvanie, etc., etc.

Qu'on ne se méprenne pas sur ma pensée. Je ne défends pas un système; je ne préconise pas l'emploi de l'Electricité en thérapeutique; j'ignore si cette méthode est bonne ou mauvaise; je ne veux pas savoir si en médecine, comme en tout le reste, l'excès n'est pas un défaut. J'observe, j'enregistre simplement et je ne tiens à retenir de toutes ces constatations qu'un fait indéniable : l'Evolution scientifique de la médecine. Je dirai tout à l'heure deux mots de son Evolution philosophique.

Par exemple, si au sujet des résultats obtenus dans le traitement des maladies par les procédés actuels, quelques Hipocrates contemporains se prononcent favorablement, tandis que quelques Galliens de la même époque froncent le sourcil, il est une question sur laquelle tout le monde se trouve d'accord : l'immense facilité apportée par les nouvelles découvertes scientifiques au médecin, dans la pratique de son art. Là aussi, il y a transformation complète dans les modes d'observation et nous pouvons, dès à présent, prévoir pour bien des cas, l'infaillibilité de certains diagnostics. Le siège du mal, quelque caché qu'il puisse être dans les profondeurs les plus intimes, deviendra visible à tous les yeux, par l'emploi des Rayons Rœntgen.

Les sceptiques disent : « Nous ne vivrons pas davantage mais nous saurons de quoi nous mourons. » A quoi il est facile de répondre que bien des gens seraient encore vivants s'ils avaient pu savoir, à temps, de quoi ils se mouraient.

Les meilleurs praticiens ne sont jamais, lorsqu'il s'agit de déterminer chez nous le siège ou la nature d'une maladie interne, que des aveugles très expérimentés et très prudents. Mais ajoutez aujourd'hui à cette expérience et à cette prudence, les yeux de l'homme qui voit ; imaginez supprimée l'obstruction de notre matière corporelle et dites, si nous ne sommes pas en droit d'espérer des miracles ?

⁂

Il y a quelques années on cria au triomphe, parce que des spécialistes étaient parvenus par un jeu habile de miroirs et la combinaison de petites lampes électriques, à éclairer les profondeur de notre estomac et à nous en montrer l'intérieur à peu près comme on nous dévoilerait l'intérieur d'une poche de vêtement. Demain, ce procédé paraîtra archaïque, à cause des plus récentes applications radiographiques.

Où est la médecine, dans toutes ces découvertes? Nulle part! Où est la Science qui doit profiter au médecin? Partout!

Et c'est pourquoi, cette période évolutive si intéressante à étudier à toutes les époques, ne s'est jamais présentée dans des conditions aussi favorables qu'à l'heure actuelle, pour ceux qui veulent l'examiner.

°°°

Devant ces manifestations d'une force naturelle, jusqu'à présent inexpliquée, l'esprit, confondu tout d'abord, se sent attiré ensuite vers l'étude des problèmes métaphysiques. Aux causes similaires, il rattache les effets similaires ; il entrevoit au bout de ses recherches, l'explication de phénomènes sur lesquels toutes les philosophies humaines ont ergoté depuis des milliers de siècles.

Au delà de cette enveloppe grossière et misérable qui constitue notre corps, quelle est cette force occulte, cette puissance psychique qui nous anime? De quel fluide, de quelle électricité, sommes-nous constitués ? Y aura-t-il un jour, un aide à nos sens imparfaits, qui nous permettra de saisir, de matérialiser ce qui ne nous apparaît, jusqu'à présent, comme immatériel que parce que nous ne possédons pas encore des instruments assez perfectionnés ou assez délicats ?

Et quand nous sommes plongés dans ce rêve de l'Inconnu ; quand nous restons muets pour une explication quelconque, devant les surprenantes réalités de la grande hystérie, devant les troublants mystères du magnétisme animal ; quand, allant plus loin dans l'étude du monde moral, nous nous posons, sans pouvoir la résoudre, la question de la Responsabilité de l'homme dans la généralité de ses actes voici que la Science vient nous dire que nous ne sommes souvent que les simples agents de forces, combinées en nous, malgré nous.

Voici que l'on mesure notre puissance vitale et que l'on photographie notre corps fluidique ! Voici que nous constatons autour de nous une auréole faite de lumière et de vibrations ; voici que nous nous extériorisons et que nous ne savons plus où finit notre personnalité !

Le médecin fera son profit de ces découvertes, il en tirera parti au point de vue pratique qui se rattache à son métier. Il laissera discuter, se battre, s'enferrer mutuellement, les matérialistes et les spiritualistes. Sans essayer de remonter à la cause première, qui est peut-être, tout de même, Dieu, il aura à sa disposition plus de moyens pour essayer d'arracher à la mort ce pauvre corps humain encore si mystérieux dans la complexité de ses organes.

André Sauger.

NOS DOCTEURS

Dr ADLER (Edouard)

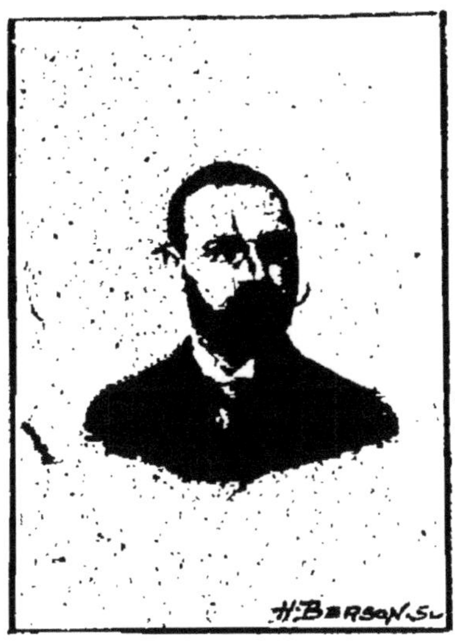

Benque.

Né a Tarbes (Hautes-Pyrénées) le 10 septembre 1861.

A fait ses études à la Faculté de Médecine de Paris. Externe des hôpitaux en 1885. Interne des hôpitaux en 1888. Lauréat de l'Assistance publique et de la Faculté de Médecine. Elève de Constantin Paul, Terillon et Léon Labbé. Assistant du docteur Léon Labbé, dont il est toujours l'élève enthousiaste.

S'occupe des maladies chirurgicales et des maladies gynécologiques. Ancien médecin de l'Assistance publique. Est actuellement médecin-inspecteur du personnel enseignant de la Ville de Paris.

Officier d'Académie. Chevalier de l'Ordre royal de la Conception du Portugal.

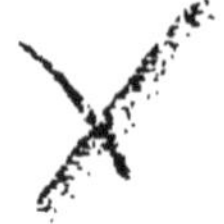

Dr ANSELMIER (Victor)

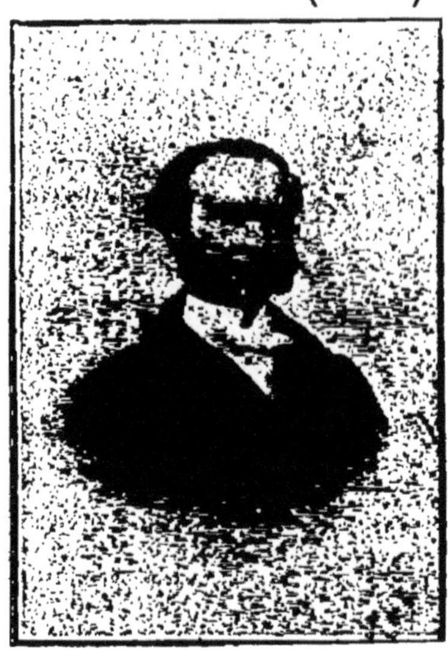

Dagron et Cie.

Né en 1828 à Belley (Ain). — Docteur de la Faculté de Paris, Chirurgien requis pour l'Hôpital militaire de Lyon en 1849, pour l'Hôpital du Gros-Caillou en 1855, pour l'Hôpital St-Martin en 1867. Chargé, au fort d'Aubervilliers, des blessés et convalescents du 2me Voltigeurs de la Garde au retour de Crimée; du 92me Régiment au Fort d'Ivry et du 65me Régiment à Paris.

Ouvrages principaux : *Emploi de l'aiguille aimantée dans la recherche des corps étrangers de fer, fonte et acier dans les plaies de guerre et de l'industrie. — Le cautère actuel dans les plaies virulentes. — La protection du visage dans la variole. — La dissolution des calculs. — Les sondes à demeure dans la vessie. — La compression chirurgicale. — Les rétrécissements organiques. — Le traitement de l'angine couenneuse. — Les effets de la chaleur et de la lumière sur la nutrition. — Les sens complémentaires. — Etudes sur les mouvements inconscients par les fibres striées. — Analyse des minerais du Chili et dosage des métaux précieux. — Hygiène du fumeur. — Hygiène de l'alimentation. — Le régime végétarien. — Empoisonnement par l'absinthe et les liqueurs. — Les silicates dans l'alimentation. — La viande crue et ses périls pour l'espèce humaine. — Le climat de Madère. — L'hiver à Arkhangel. — L'autophagie artificielle pour prolonger la vie chez les naufragés privés de nourriture et autres sequestrés.*

Dr APOSTOLI (Georges)

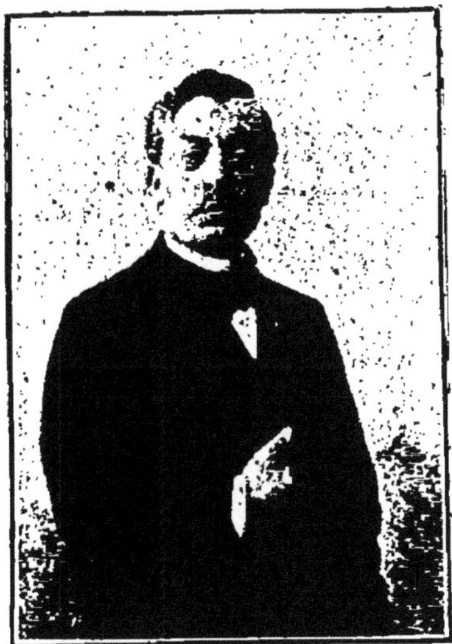

Pierre Petit

Vice-président de la Société Française d'Électrothérapie.

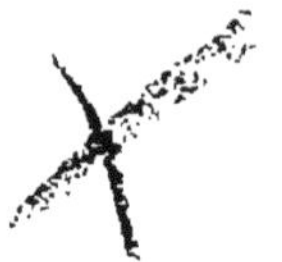

Dr ARNAUD (DE CASTRES) Lucien

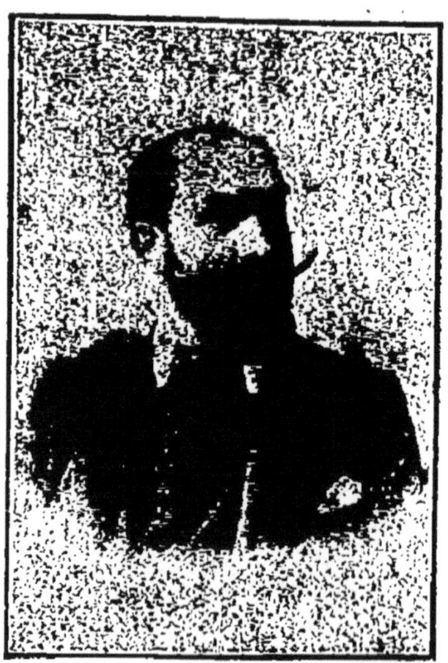

Pirou, boul. St-Germain.

Né en 1865. — Physionomie bien parisienne. Esprit essentiellement original. Très mêlé au mouvement littéraire contemporain, médecin de la plupart de nos scènes, le docteur Arnaud, après avoir essayé du théâtre, fit de brillantes études médicales. Reçu premier au concours de l'Internat de Saint-Lazare, il s'est consacré aux affectionc spéciales, a publié : *Traitement de la Syphilis par les injections sous-cutanées* de Succimmade (Thèse qui fait date en la question). *Traitement des Métrites. Traitement de la Blennorrhagie par les grands lavages. Les injections mercurielles dans la syphilis* etc. Son cabinet de la rue Richer est très fréquenté, car le docteur Arnaud s'est créé une véritable notoriété par son talent de praticien.

Dr AUBEAU (A. R. R.)

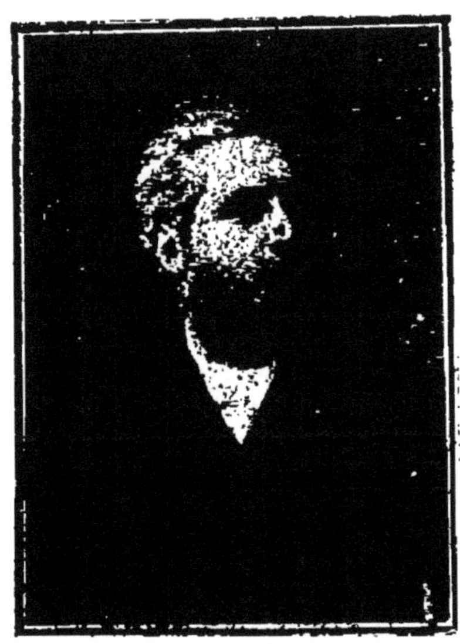

Pierre Petit.

Né à Paris le 9 juin 1852. — Docteur en médecine de la Faculté de Paris (1880), élève de Péan, chirurgien de la Polyclinique de l'hôpital international. Membre de la Société de médecine et de chirurgie pratique. Membre fondateur et Président honoraire de la Société clinique des praticiens. Ancien professeur à l'Ecole dentaire de Paris. Membre de la Société française d'hygiène. A publié nombre de travaux importants. Citons : *De la laxité polyarticulaire ou généralisée comme cause des arthropathies. Les progrès de la chirurgie au XIXme siècle* à l'occasion du centenaire de la Société de Médecine pratique de Paris. *Un nouveau procédé opératoire pour la cure radicale des hernies volumineuses. Modification du sang sous l'influence de l'anesthésie chloroformiquée. Contribution au diagnostic précoce de la tuberculose* (3e Congrès de la tuberculose.) *Un nouveau traitement des diarrhées des pays chauds. Des applications de la micrographie et de la bactériologie à la précision du Diagnostic chirurgical.* La clinique gynécologique du Dr Aubeau et particulièrement ses opérations du vendredi, 11, rue de la Santé, sont très suivies par les médecins français et étrangers. Officier d'Académie, Chevalier et Officier de plusieurs ordres.

Dr BARADUC (Hippolyte)

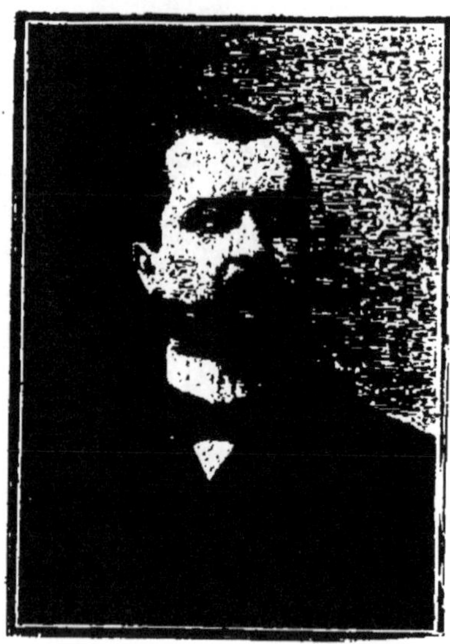

Nadar.

Né en 1850. — Fils d'un praticien distingué, il suivit les idées scientifiques de son père. Interne provisoire à la Salpêtrière, élève de Charcot, il passa en 1876 sa thèse de doctorat sur le *traitement de l'attaque d'hémorrhagie cérébrale*, et depuis, il s'est adonné spécialement aux maladies du système nerveux et de l'estomac, qu'il soigne par ses méthodes électrothérapiques, constatées par la formule Biométrique.

C'est « un chercheur et un trouveur ». Il a découvert la méthode biométrique et le moyen de constater par la photographie les vibrations de la force vitale en nous. Et cette méthode iconographique est venue ultérieurement confirmer les données de la méthode biométrique.

Parmi ses ouvrages remarquables, citons : *Traitement des maladies de la moëlle par les ventouses vésicantes*. — *Douche cerebro-statique dans les céphalopathies*. — *Lavage électrique dans la dilatation d'estomac*. — *Varices vésicales en rapport avec les hémorrhoïdes anales*. — *La Biométrie appliquée à l'électrothérapie*. — *La force vitale, notre corps fluidique*. — *Iconographie de la force vitale*. — *L'âme humaine ; son mouvement, ses lumières*.

Le docteur Baraduc est membre de la Société de Médecine de Paris, des Sociétés de médecine et de chirurgie pratiques, d'électrothérapie, d'hypnologie, etc.

Dr BARBE (Charles-David)

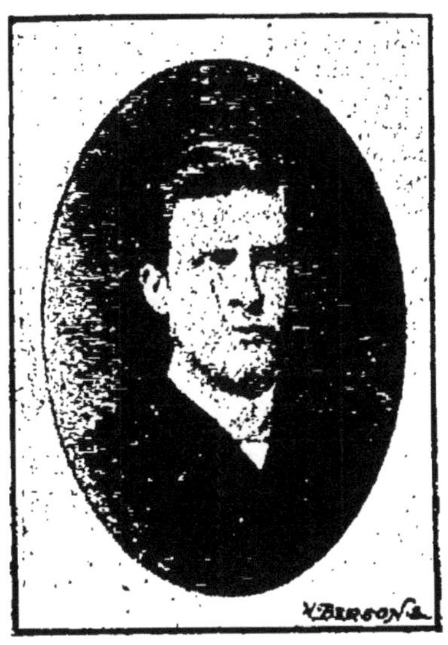

Sauvanaud.

Né à Meschen (Transylvanie) le 24 juillet 1854, naturalisé Français.

Fit ses études à Paris et passa en 1884 une brillante thèse sur l'*Œdème de la paroi thoracique dans les pleurésies non purulentes*. Il avait été interne des hôpitaux, de 1881 à 1884.

Collaborateur au *Traité de médecine* du docteur Brouardel et au *Traité de Thérapeutique appliquée* du docteur Robin pour les maladies de peau. Membre de la Société française de Dermatologie et de syphiligraphie. Membre de la Société Dermatologique de Vienne. Médecin à l'institution des Diaconesses de Paris. Chef du laboratoire de Dermatologie de l'hôpital St-Antoine. Officier d'académie.

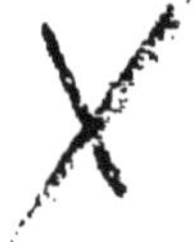

Dr BASSET (Auguste-Louis-Léon)

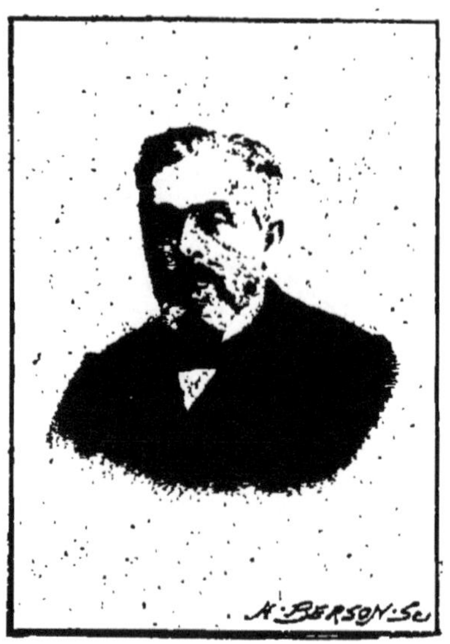

Ravitch.

Né à Arthonnay (Yonne), le 29 novembre 1832. Fit ses études universitaires à Tonnerre et de médecine, à la Faculté de Paris. Passa sa thèse le 28 août 1860, avec ce sujet : *Des causes de la rétention d'urine.*

Externe des hôpitaux en 1855. Aide-major au 57e bataillon de la garde-nationale pendant le siège de 1870. Attaché en outre, aux ambulances de la Presse (chef de l'ambulance de Bagnolet.)

Dr de BEAUREPÈRE (Alfred)

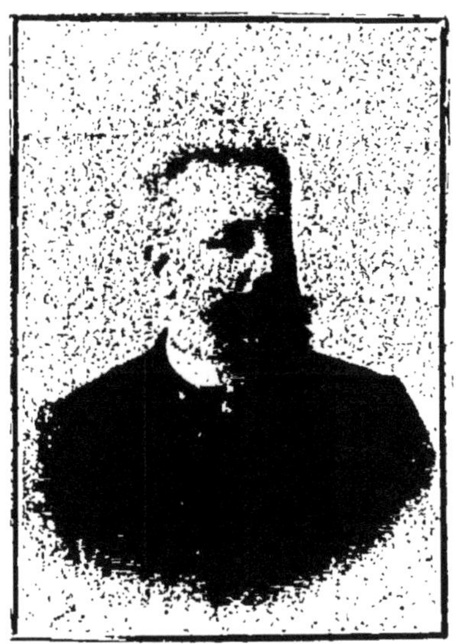

F. Mulnier.

Né à Durtal (Maine-et-Loire) en 1847. — Lauréat des hôpitaux. Docteur en médecine de la Faculté de Paris en 1872 (23 mai).

Le docteur de Beaurepère s'occupe spécialement et avec une grande autorité du Traitement des maladies des Femmes.

Dr BELIN (René.)

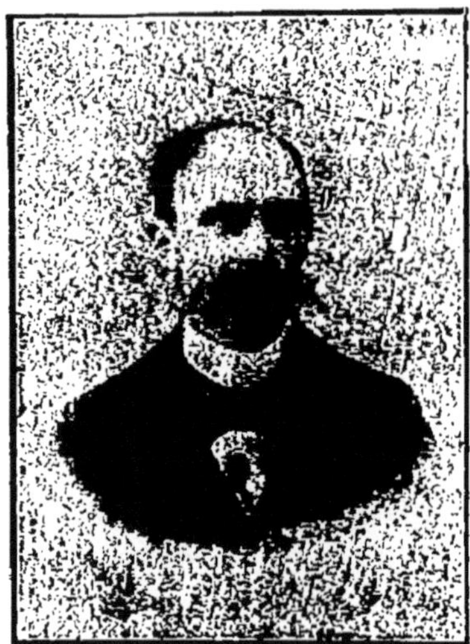

Francart.

Né à Colmar (Alsace-Lorraine), fils du professeur Belin. — Docteur de la Faculté de Paris en 1886. Suivit pendant plusieurs années les cliniques anglaises et américaines et revint se fixer à Paris. Rédacteur en chef de la *Chirurgie Pratique*. Chirurgien de l'Hôpital privé Cloquet.

Profesr BERGER (Paul)

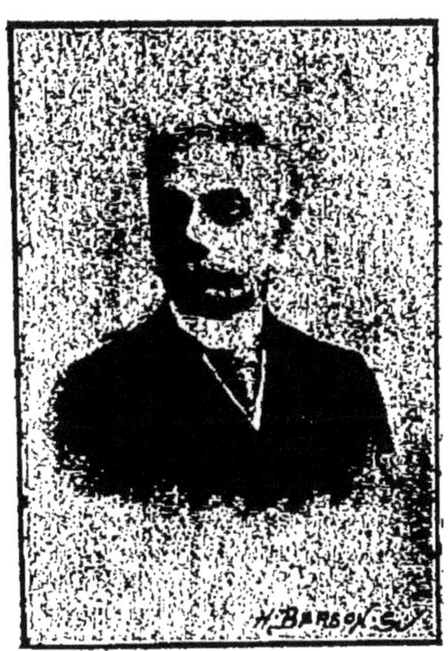

Pirou, rue Royale

Né à Beaucourt (Haut-Rhin), le 6 janvier 1845. — Professeur à la Faculté de Médecine de Paris. Membre de l'Académie de Médecine, Chirurgien de l'Ecole normale supérieure, Chirurgien de l'hôpital de la Pitié, Membre de la Société anatomique, de la Société d'anthropologie, de la Société de chirurgie, etc. Parmi ses ouvrages les plus considérables, citons : *De l'Arthrite du genou et de l'épanchement articulaire consécutifs aux fonctions du fémur. De l'influence des maladies constitutionnelles sur la marche des lésions traumatiques. L'amputation du membre supérieur dans la contiguïté du tronc. Résultat de l'examen de* 10.000 *observations de hernies faites au bureau central.* Et un grand nombre de mémoires parmi lesquels on remarque surtout des travaux sur les hernies, les autoplasties, les encéphalocèdes, sur les vaisseaux du cordon ombical, les amputations partielles du pied, etc., etc. Chevalier de la Légion d''honneur.

Dr BLUM (Albert)

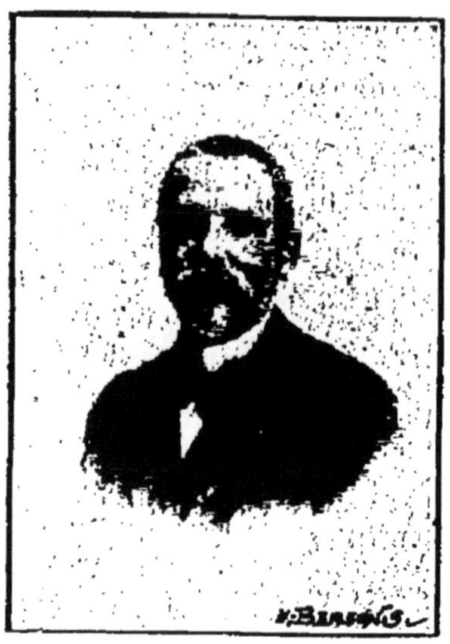

Berthaud.

Né à Prosheim (Bas-Rhin), en 1844. — Interne des hôpitaux de Paris en 1866. Docteur de la Faculté de Strasbourg en 1870, avec une thèse sur la *Septicémie chirurgicale aiguë*. Agrégé de chirurgie de la Faculté de Médecine de Paris (1875). Chirurgien des hôpitaux de Paris (1878). Médecin en chef de la Compagnie P.-L.-M. en 1889. Chevalier de la Légion d'honneur en 1871.

Dr BOISSEAU du ROCHER

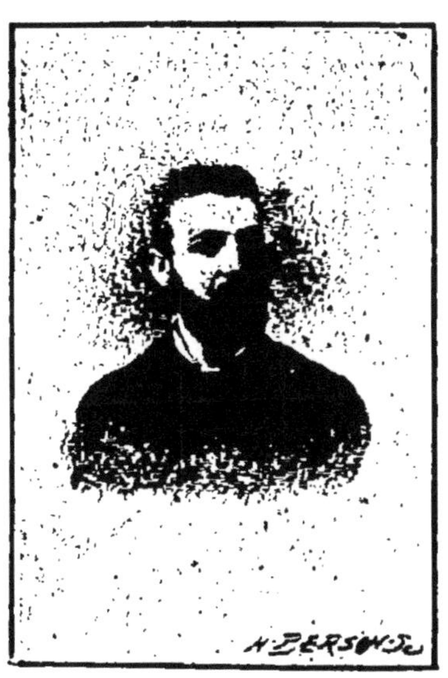

Né à Laval en 1852. Etudie d'abord le droit puis la Médecine à Paris. Docteur en 1879. Les sciences physiques l'attirent spécialement et il s'adonne à l'électrothérapie.

En 1885, il communique à l'Académie des Sciences et à l'Académie de Médecine une série d'études qui sont publiées dans le *Compte rendu des séances de l'Académie des Sciences*. Il invente un *mégaloscope* très ingénieux qui est entre les mains de tous les spécialistes. Parmi ses nombreuses publications, citons : « Eclairage des cavités et opérations, pile à Insufflation (1884). — De la mégaloscopie : système optique nouveau. — Endoscopes à lumière interne (1885). — Traitement électrothérapique de la constipation. — Rétrécissement de l'urètre et de l'œsophage (1886). Endoscopes à lumière externe, urètre, utérus, etc. — Nouvelle pile pour lumière et pour cautères (1892). — Condensateurs à charge et à décharge lentes. — Traitement des affections cutanées par les courants de haut potentiel et de grand débit (1894). — Nouveau cystoscope (1894). — Sycosis, traitement par l'oxychlorure d'argent électrolytique (1895). — Maladies de l'utérus et des annexes, par l'oxychlorure d'argent électrolytique (1895). — Traitement de la Blenorrhagie chronique par l'oxychlorure d'argent électrolytique (1895). — Courants de haute intermittence ; nouveau générateur.

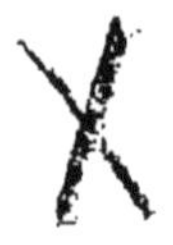

Dr BONNET (Léon)

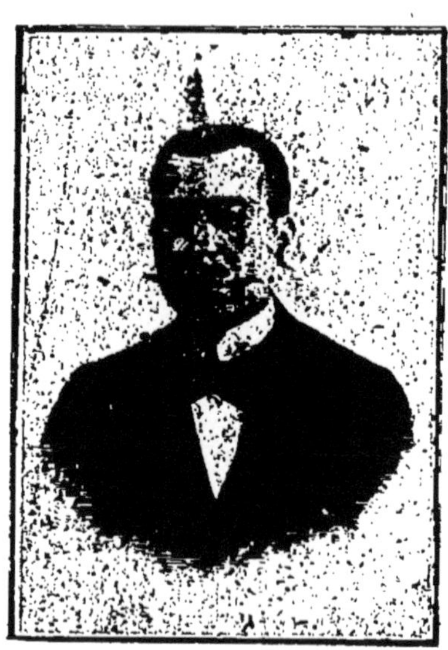

F. Mulnier.

Né au Puy (Haute-Loire) le 26 avril 1860. — Docteur en médecine de la Faculté de Paris en 1887. Médecin de l'asile de Montredon en 1892. Directeur de l'établissement électrothérapique fondé rue St-Lazare par les docteurs Vigouroux et Charcot en 1879, il entre en 1894 à l'hôpital international (hôpital Péan) comme chef du service d'électrothérapie. Il est au premier rang des électrothérapeutes et ses recherches originales sur les effets de l'effluve àhaute tension, dite Statique, recherches entreprises dè 1894 et communiquées à l'Académie de Médecine et à l'Académie des Sciences en font un précurseur de Roentgen Elles lui ont permis de créer une méthode nouvelle d'électrisation pour combattre efficacement la Neurasthénie, l'arthritisme, les adénites scrofuleuses, et certains états morbidedifficiement curables.

Il continue des travaux sur les propriétés des Rayons X. Son installationde Radioscopie et de Radiographie est une des plus comètes et des plus en faveur dans le monde médical.

Dr BONNET-DELAVILLE

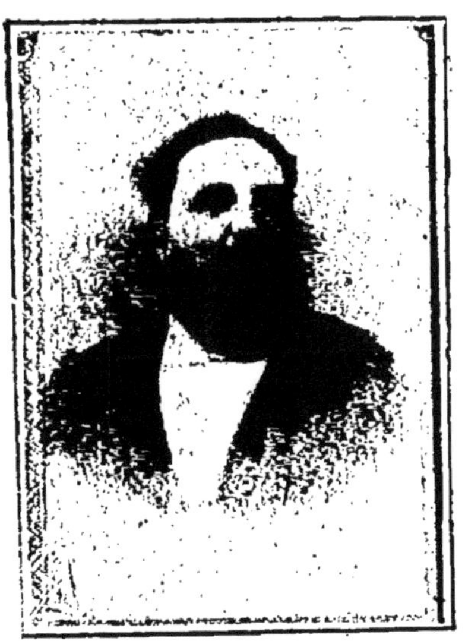

Otto

Né à Lyon. — Ancien chef de clinique de Gynécologie et d'Electrothérapie.

Fonda en 1880 la villa Exelmans, maison de santé, peut-être la plus importante de la France. On y recevait 150 pensionnaires dans quatre pavillons séparés. Son installation scientifique était des plus rares.

S'occupe du traitement des maladies chroniques des deux sexes : fait beaucoup de gynécologie, de laryngoscopie. Possède une maison de traitement, 51, rue de Chateaudun, installée comme sa maison de santé. On y trouve tous les appareils d'électricité les plus remarquables comme les plus nouveaux.

Six cabinets fonctionnent journellement. Reçoit de nombreux malades de toutes les classes de la Société. Fait beaucoup de bien aux pauvres. Décoré de plusieurs ordres.

Dr BOUILLY (Georges)

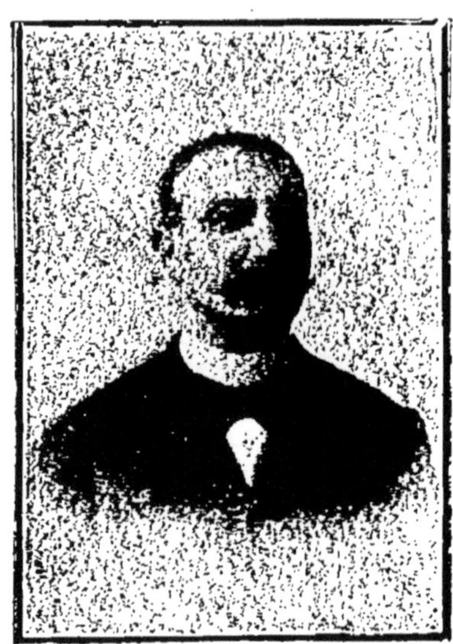

Pirou, boul. St-Germain.

Né à Orléans, le 31 janvier 1848. — Fit ses etudes au Lycée d'Orléans. Passa sa thèse en 1877 sur les *Lésions traumatiques portant sur des tissus malades.*

Interne au concours en 1869. Chirurgien des hôpitaux en 1878. Professeur agrégé à la Faculté en 1880. Professeur adjoint à la Maternité en 1886 et actuellement chirurgien de l'hôpital Cochin. (Service spécial de gynécologie). Membre de la Société de Chirurgie. A publié de nombreux travaux sur la chirurgie générale et surtout sur la pathologie externe et abdominale. Auteur du *Manuel de Pathologie externe* en quatre volumes, en collaboration avec MM. Reclus, Kirmisson, Peyrot. (IVe volume par le docteur Bouilly : *Membres et organes génitaux*). 5e édition. Chevalier de la Légion d'honneur. Officier d'Académie, etc, etc.

Dr BOUKTEIFF (Basile)

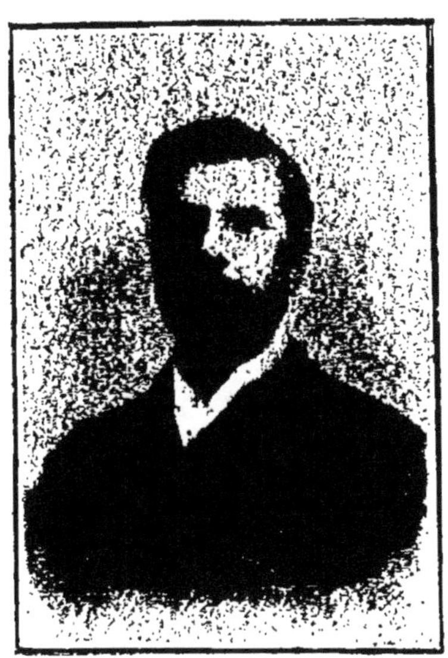

Ogerau.

Né à Nicolaew (Russie), le 7 février 1862. Fit ses études à Paris et passa sa thèse de doctorat le 10 janvier 1889. Sujet : *Des néphrites*.

Le docteur Boukteïff s'est occupé particulièrement des maladies nerveuses et il a adressé à l'Institut de France et à celui de Saint-Pétersbourg, d'intéressantes communications sur ses découvertes de nervo-phsychose et des rayons Z.

Dr BOULOUMIÉ (Pierre)

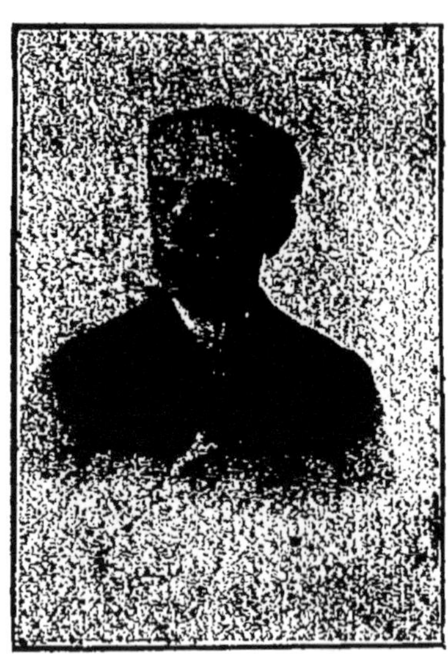

Numa Blanc.

Né à Toulouse le 11 décembre 1844. — Docteur en médecine de la Faculté de Strasbourg (1866). Médecin aide-major et major à l'hôpital St-Martin, à Paris. Démissionnaire en 1874. Depuis lors, médecin consultant à Vittel. Président de la Société de Médecine de Paris. Ancien Président de la Société de médecine pratique et de la Société d'Hydrologie médicale de Paris. Secrétaire général et fondateur de l'Union des Femmes de France et du Comité Central des Œuvres d'assistance par le travail. A publié des travaux sur : Les maladies de l'estomac, du foie, des reins, de la vessie. La goutte, l'hydrologie médicale, les maladies évitables. Les secours aux blessés militaires et leur transport ; l'assistance par le travail ; l'action et les applications des Eaux de Vittel.

Dr BRODIER

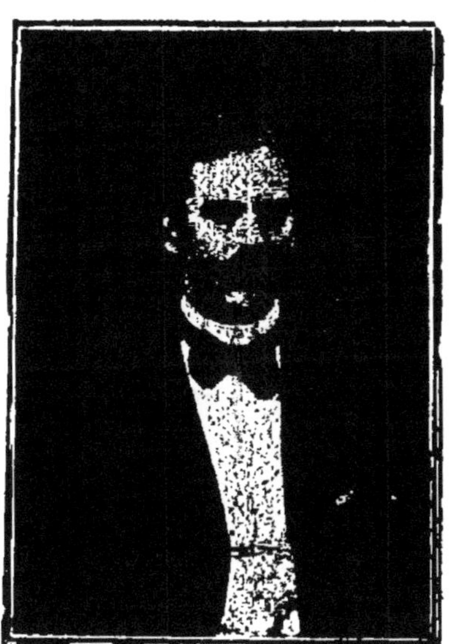

Gerschel.

Né en 1866. — Externe de l'Hôtel-Dieu de Reims en 1886. Externe des hôpitaux de Paris en 1887. Interne des hôpitaux en 1888. Docteur en 1893.

Chef de clinique chirurgicale en 1894.

Profes[r] BROUARDEL (Paul-Camille-Hippolyte)

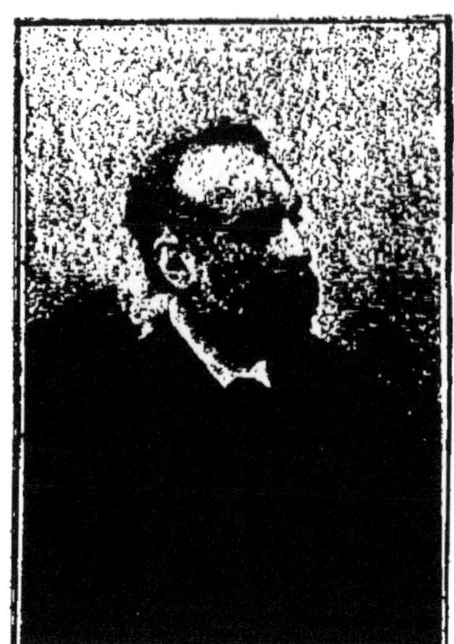

Pirou, boul. St.-Germain.

Né à Saint-Quentin (Aisne), le 13 février 1835. — Une de nos plus hautes sommités médicales. — Passa en 1865 sa thèse de doctorat : *De la tuberculisation des organes génitaux de la femme.* Le nombre de ses ouvrages, qui font autorité en la matière, est innombrable. Signalons : *Etude critique des diverses médications employées contre le diabète sucré. Notes sur la vaccine et la variole. Analyse des gaz du sang. L'Urée et le Foie. De la température du corps humain et de ses variations dans les diverses maladies, etc., etc.* Possède une réputation universelle pour les questions de *médecine légale* et d'*hygiène.* Titulaire de la chaire de médecine légale. Fut signalé par ses missions dans les pays contaminés par le choléra et les brillants mémoires qu'il a publiés sur ce fléau. Commandeur de la Légion d'honneur. Officier de l'Instruction publique. Directeur des *Annales d'Hygiène publique et de Médecine légale.* Membre de l'Académie de Médecine et Président du Comité consultatif d'hygiène publique. Doyen de la Faculté de Médecine de Paris. Ambassadeur de France aux conférences sanitaires de Venise, de Dresde, de Paris. Membre du Conseil supérieur de l'Instruction publique et de l'Académie des Sciences, etc., etc.

Dr CADIER

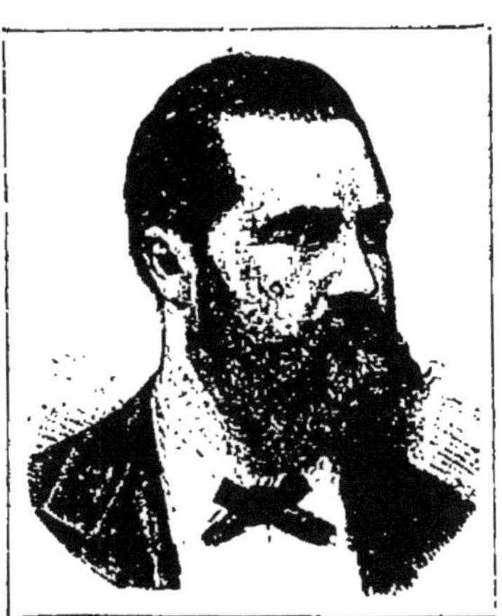

Né à Rennes, le 20 août 1842. — Fit ses études médicales dans cette ville, les continua à Paris où il s'occupa principalement des maladies du larynx. Inventeur d'un laryngoscope présenté à l'Académie de Médecine en 1878 et jugé comme un admirable instrument mis à la portée de tous les praticiens. A publié de nombreux ouvrages parmi lesquels : *Angine scrofuleuse. Phtisie laryngée. De la recherche de l'albumine dans les urines. Traitement de la phtisie laryngée. Traitement des amygdalites chroniques par le galvano-cautère.* Collaborateur des *Annales de laryngologie.* Chevalier de la Légion d'honneur.

Dr CASTEX (André)

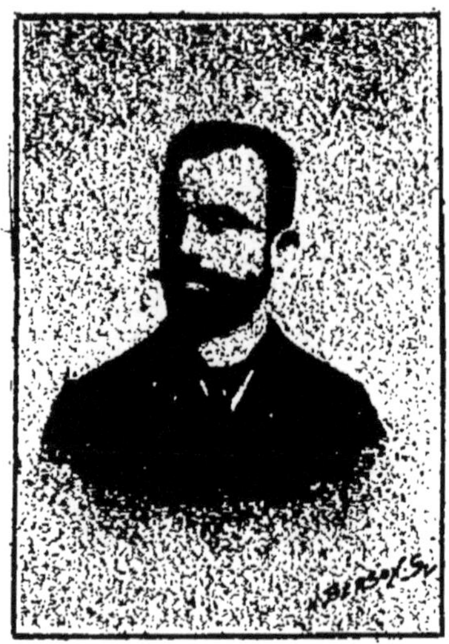

Benque.

Né à Bordeaux, le 27 mai 1851. — Interne des hôpitaux de Paris (1876). Docteur en médecine (1881). Prosecteur à la Faculté de Médecine (1883). Chef de clinique chirurgicale à l'Hôtel-Dieu (1887). Chargé de missions dans les Universités d'Allemagne et d'Autriche en 1891. S'occupe spécialement de la pratique et de l'enseignement des maladies du Larynx, du Nez et des Oreilles. Secrétaire général de la Société Centrale d'éducation et d'assistance pour les sourds-muets en France. Principaux ouvrages : *Clinique et thérapeutique chirurgicale des affections de l'arrière-bouche* (1886). *Traitement chirurgical de la tuberculose laryngée* (1892). *Hygiène de la voix* (1894). Articles : *Nez* et *Oreilles*, du *Nouveau traité de chirurgie*, etc.

Dr CAZAUX (Joseph-Marcellin)

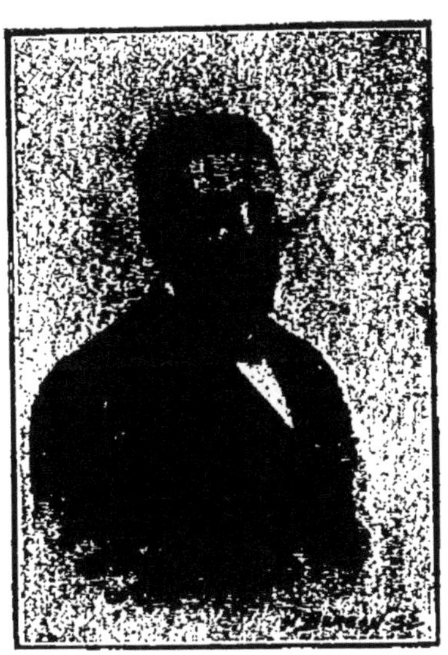

Debas.

Né à Arudy (Basses-Pyrénées), le 12 octobre 1840. Fit ses études au Lycée de Pau et à l'Ecole de Médecine de Paris. Passa sa thèse en 1867 sur *La Toux et ses indications thérapeutiques*. Avait été externe des hôpitaux, de 1861 à 1864.

A publié de nombreux mémoires sur l'*Hydrologie médicale* (médaille d'argent de l'Académie de Médecine). Membre de plusieurs Sociétés médicales françaises et étrangères. Rédacteur en chef du *Journal médical*. Chevalier de la Légion d'honneur. Officier d'Académie. Commandeur de première classe de l'Ordre d'Isabelle la Catholique.

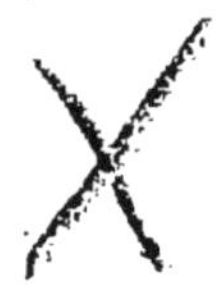

Dr CHAILLOU (Jean-Marie-Albert)

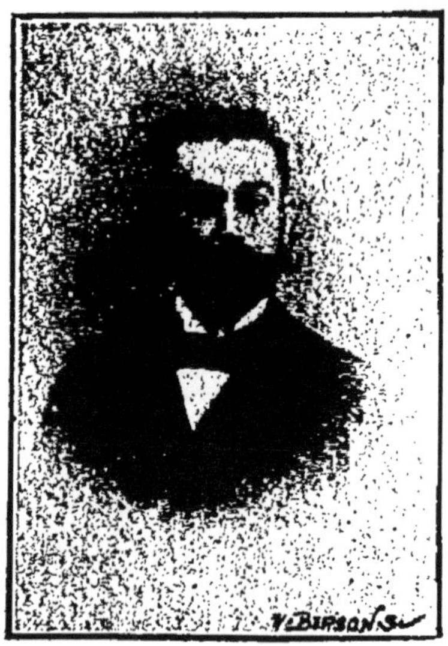

Stebbing.

Né à Parennes (Sarthe), le 21 août 1866. — Reçu externe au concours de 1888 ; interne au concours de 1891. Docteur le 19 mars 1895 avec la thèse intitulée : *Serum-therapie et tubage dans les croups diphtériques*. C'est à la suite de cette thèse que le tubage a été adopté dans les hôpitaux de Paris et a remplacé définitivement la trachéotomie.

Collaborateur du docteur Roux avec lequel il fit le travail sur le sérum-antidiphtérique, qui fut lu et publié au Congrès de Buda-Pesth, au mois d'août 1894. Depuis, directeur du service de la rage à l'Institut Pasteur.

En ville, praticien spécialiste. Fait surtout le tubage et soigne les angines diphtériques et les croups. Officier d'Académie, à la suite du travail fait avec le docteur Roux sur le sérum antidiphtérique.

Dr CHAMOIN

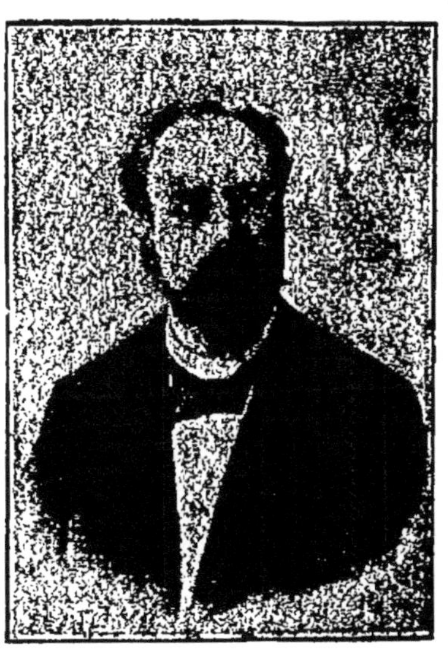

Né le 5 mai 1851, près de Troyes. — Compatriote de M. Casimir Perier, ancien président de la République, qui l'honore de sa bienveillante sympathie. Quitta Paris pendant la guerre (il était alors élève en médecine de deuxième année), et suivit les cours de la Faculté de Montpellier en même temps qu'il se consacrait aux soins que réclamaient les blessés envoyés des armées de la Loire et de l'Est. Rentré en 1871 à Paris, il passa brillamment le concours des hôpitaux et fut attaché successivement à St-Antoine, à St-Louis, à Lariboisière, à la Charité et à la clinique des maladies des yeux de l'Hôtel-Dieu. Reçu docteur le 16 mars 1876 avec une thèse remarquable sur le *Traitement des Tumeurs et des Fistules lacrymales*. Publie en 1877 les leçons du professeur Panas sur les *Affections de la glande lacrymale et des voies d'excrétion des larmes*. Depuis un certain nombre d'années, le docteur Chamoin s'occupe spécialement d'*Électrothérapie*, et il possède, à Paris, un cabinet d'électricité médicale admirablement installé. Il s'adonne surtout au traitement des *Affections Nerveuses diverses* et des *Maladies des Femmes*. Il a fait au *Congrès de Gynécologie de Genève*, septembre 1896, une communication très importante sur le *Traitement électrique des déviations utérines*, en général, et plus particulièrement des *Rétrodéviations*. Prépare un ouvrage sur l'*Electricite appliquée à la médecine, avec ou sans le concours des autres moyens de traitement, à la fin du XIXe siècle.*

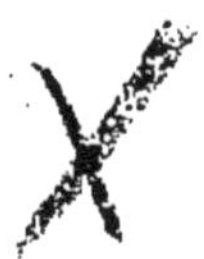

Dr CHARCOT (Jean-Baptiste-Etienne-Auguste)

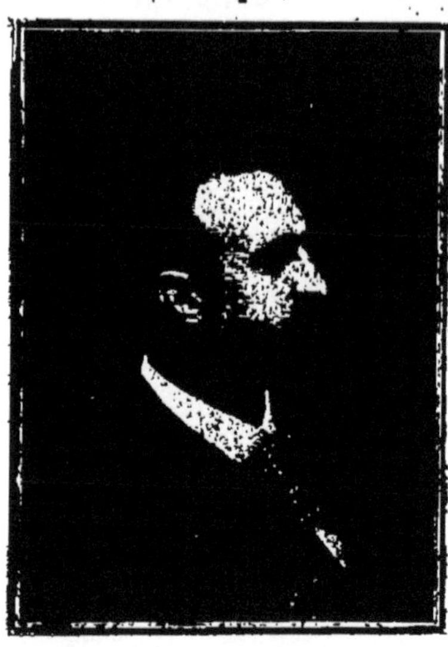

Fils de l'illustre Charcot, le docteur Jean Charcot est né à Neuilly-sur-Seine le 5 juillet 1867. — Fit ses études à l'Ecole alsacienne puis fut reçu externe des hôpitaux dans les services des docteurs Tillaux et Hanot et interne en 1890 sous son père, MM. Brissaud et Raymond. Docteur et lauréat de la Faculté de Médecine en 1895, avec une thèse intitulée *Contribution à l'étude de l'atrophie musculaire progressive*, il devint la même année chef de clinique des maladies du système nerveux à la Faculté de Médecine. On doit au docteur Jean Charcot la publication des *Leçons du Mardi du docteur Charcot* en collaboration avec MM. Blin et Collin. — *Dissociation dite syringomélique dans les compressions et sections des troncs nerveux.* — *Dysbasies d'origine nerveuse* avec M. Hallion. — *Contribution à l'étude de l'agraphie.* — *Etude sur un cas de paralysie bulbo-médulaire*, avec M. Marinesco. — *Sur l'aphasie et l'intoxication saturnine;* des communications sur des sujets nerveux dans la *Médecine moderne* (1895-96) et dans l'*Iconographie de la Salpétrière*, entre autres un mémoire sur le *Géromorphisme cutané*, maladie dite aujourd'hui « de Charcot et Souquès » et une étude sur les *arthropathies tabétiques*. Il est l'un des collaborateurs assidus et a été le secrétaire des *Archives de neurologie*. Professeur à l'Ecole des Infirmières depuis 1891 et médecin de réserve de la marine. Il a épousé en Novembre 1896 la petite fille de Victor Hugo, réunissant ainsi, par cette union deux des noms les plus célèbres de nos gloires contemporaines.

Dr CHAUVAU

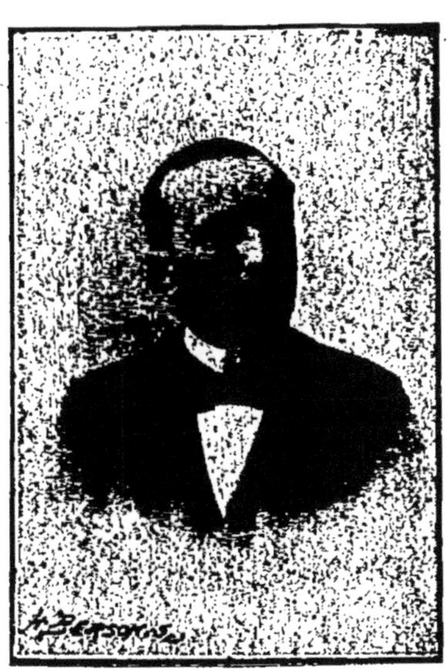

Pirou, boul. St-Germain.

Né en 1861 dans la Côte-d'Or. — Après de sérieuses études médicales générales qui doivent évidemment toujours précéder le choix d'une spécialité, il se sentit particulièrement intéressé par l'étude des maladies du larynx, du nez et des oreilles qui, depuis, l'occupèrent exclusivement. — Docteur en 1888, il fut vite accaparé par sa clientèle. Aussi ses mérites sont-ils plutôt ceux du praticien en contact constant avec ses malades que ceux du publiciste. Toutefois, dans le domaine de sa spécialité, il a fait une série de publications intéressantes.

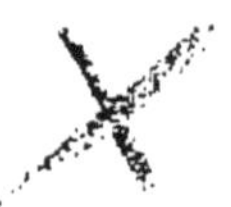

Dr CHÉRON (Jules)

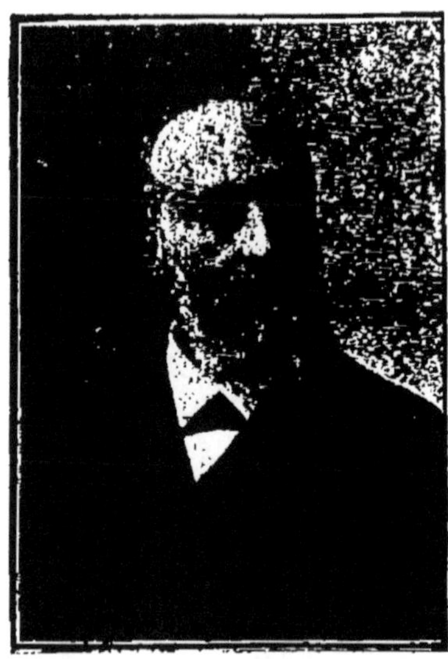

Nadar.

Né à Périgueux, le 8 août 1837. — Fils d'un médecin militaire. Fit ses études médicales à Bordeaux, à Montpellier et à Paris. Docteur en médecine en 1866 et docteur ès-sciences avec une remarquable thèse sur le *Système nerveux des Céphalopodes*. Il refusa la succession de Paul Bert à la Faculté des Sciences de Bordeaux pour se consacrer uniquement à la médecine. Parmi ses travaux, signalons : *L'Intermittence rhythmée du courant continu; La paralysie agitante; L'Evolution morbide de la muqueuse du canal cervical*, etc., etc. Médecin de Saint-Lazare dont il est le doyen ; il se consacra presque entièrement à la gynécologie ; fonda la *Revue médico-chirurgicale des maladies des Femmes;* fit un cours libre à la Faculté ; fonda, rue de Savoie, une clinique extrêmement suivie. Mais ce qui contribua le plus à sa haute renommée actuelle, c'est son grand ouvrage sur *Les lois générales de l'hypodermie*. C'est lui qui a introduit dans la pratique médicale les injections sous-cutanées de sérum artificiel dont Luton n'avait fait que donner la formule. Officier de la Légion d'honneur depuis 1878.

Dr CHEVALLEREAU (Armand)

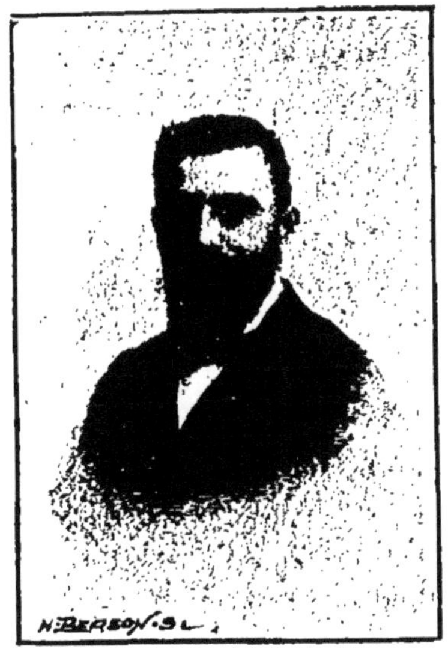

Emile.

Né à Parthenay-le-Comte, le 16 mars 1850. — Passa sa thèse le 27 décembre 1879, sur : *Les Paralysies oculaires dans les traumatismes cérébraux*. Avait été interne des hôpitaux, de 1875 à 1879.

Médecin de la clinique nationale des Quinze-Vingts. Rédacteur en chef de la *France médicale*. Spécialiste très consulté pour les maladies des yeux.

Dr CLADO (Spiro)

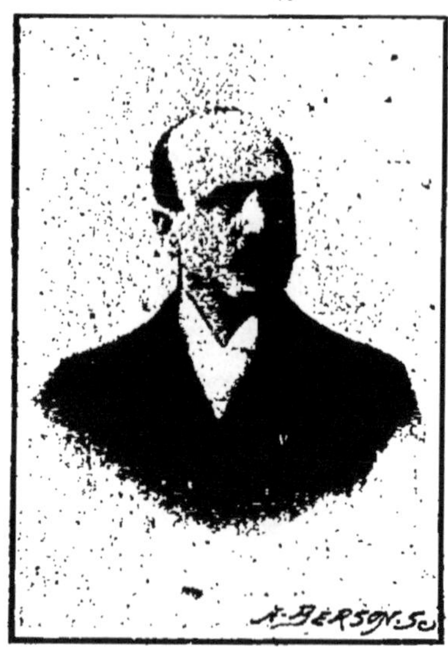

Pirou, boul. St-Germain.

Né à Smyrne (Turquie d'Asie) d'une famille dont l'orig'ne remonte au Xe siècle. Au XIVe siècle, les Vénitiens conférèrent le titre de chevalier à cette famille et l'inscrivirent au livre d'or de la noblesse. Le docteur Clado descend en ligne directe de *Clado-le-Mince*, qui était l'un des dix patriciens envoyés par l'empereur Nicéphore Phocas pour pacifier l'île de Crète. Naturalisé Français depuis de longues années. Successivement nommé au concours externe, interne provisoire et interne titulaire des hôpitaux de Paris et, simultanément, aide d'anatomie, aide de bactériologie, chef de laboratoire, puis chef de clinique à la Faculté, à l'Hôtel-Dieu. Lauréat de la Faculté de Médecine de Paris et de l'Assistance publique. Chef des travaux de gynécologie à l'Hôtel-Dieu. Il a découvert un certain nombre de *bactéries*, parmi lesquelles une porte son nom : *La bactérie de Clado*. En outre, ses recherches ont porté sur l'infection urineuse, l'infection herniaire, la cure de la tuberculose par la chaleur, etc. Son dernier ouvrage comprend 750 pages et traite des *Tumeurs de la vessie*. Parmi ses autres travaux scientifiques qui sont extrêmement nombreux et importants, citons : *Bactérie de la diarrhée infantile verte. Amputation vaginale et sus-vaginale du col. Tumeurs de la vessie. Anatomie pathologique*, etc., etc. Médecin de la Légation de Grèce. Officier de l'Ordre du Sauveur. Chevalier de la Légion d'honneur.

Dr COLOMBEL (Félix)

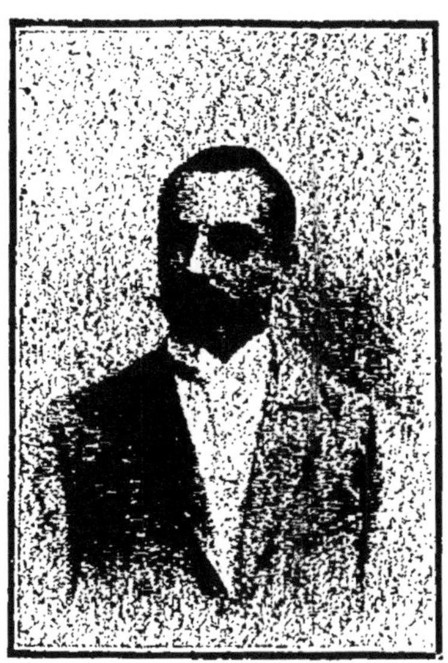

Né à Paris, le 19 avril 1860. — Docteur en 1885. Sa thèse soutenue devant la Faculté de Lyon sur *Une nouvelle méthode d'anasthésie mixte* (atropine, morphine et chloroforme) lui vaut la note « Très bien » et une mention honorable. En juillet 1885, il est désigné pour aller combattre à l'hôpital militaire de Marseille l'épidémie de choléra et revient en novembre comme médecin stagiaire au Val-de-Grâce. Nommé médecin aide-major en 1886 et médecin-major en 1892, il démissionne en 1895 pour se consacrer à la pratique civile et spécialement au traitement des maladies de l'estomac et des voies respiratoires. Médecin-major de territoriale et médecin du Cercle militaire.

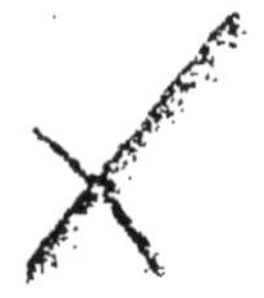

Dr COLONNA-CECCALDI (Léon)

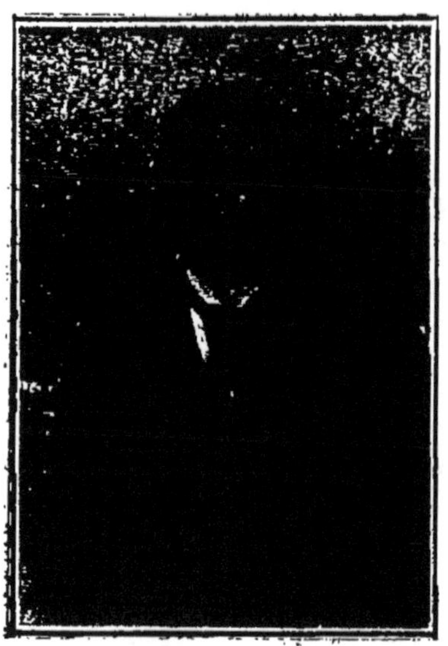

Né à la Seyne (Var). — Fit ses études à Paris. Interne à l'hôpital Ste-Anne, de 1873 à 1877. Docteur du 12 août 1877 avec une thèse : *Contribution à l'étude de la Trépanation dans les lésions traumatiques du crâne*. Il fut chargé pendant la guerre Turco-Russe, d'installer en Russie un laboratoire Pasteur pour la vaccination contre le charbon. De 1893 à 1895, il fut également envoyé en mission. Médecin du Lycée Condorcet. Commandeur du Montenegro. Officier de Ste-Anne de Russie et du Medjidjé.

Dr COMBE (Anthelme)

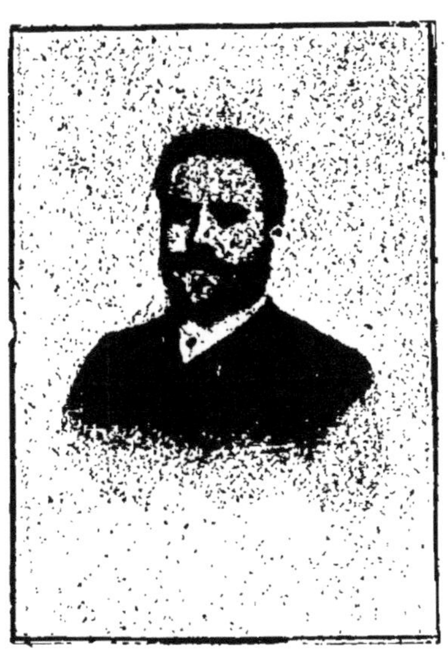

Né le 12 avril 1854.— Thèse en 1879. Suivit successivement les cours e les cliniques spéciales des maladies de la Bouche, du Larynx et du Nez. Fut pendant trois ans chef de clinique du docteur Magitot. Elève de Krishaker. Estimant que les stomatologistes ne devaient pas limiter leurs travaux aux études des maladies des dents et de leurs complications, le docteur Combe s'est occupé aussi des maladies de la gorge et du nez. Ses publications scientifiques, ses communications à l'Académie de Médecine et aux Congrès de chirurgie l'ont classé parmi les spécialistes les plus autorisés : *De la griffe dentaire et ses indications. Lésions dentaires et troubles de nutrition chez les morphinomanes* (200 opérations de petite chirurgie de la bouche pratiquées à l'aide de la coc aïne en injections : Kystes, épithéliomas, etc.). *De la curabilité du catarrhe du sinus maxillaire. Corps étrangers du sinus maxil- laire. Sinusités maxillaires compliquées de tic douloureux, guérison par la visection de la paroi externe.* (Calcul des amygdales). *Note sur un nouveau procédé de l'application de rayons de Roentgen pour photographier les os de la face et y découvrir la présence des corps étrangers*, etc. Fut chargé à différentes reprises par le Ministre de l'Instruction publique de missions scientifiques en Angleterre et en Allemagne. Le docteur Anthelme Combe est Chevalier de la Légion d'honneur, officier de l'Instruction publique

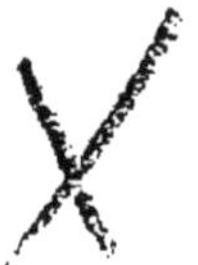

Mme CONTA (Profira)

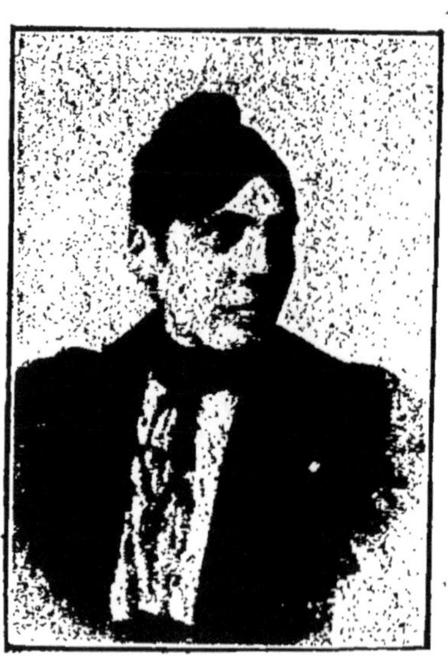

Bascoul.

Née en Roumanie, Mme Conta se fit naturaliser Française en 1894. — Elle fit de fortes études et se sentit attirée vers les études médicales auxquelles elle s'adonna complètement. Ses efforts furent couronnés de succès et elle passa une brillante thèse inaugurale de doctorat à la Faculté de Médecine de Paris. C'est dans cette dernière ville qu'elle exerce avec une grande habileté professionnelle. Mme Conta, qui est veuve, a été nommée officier de l'Ordre Roumain *Bene-Merenti*.

Dr CORNET (Paul-Marie-Joseph-Elie)

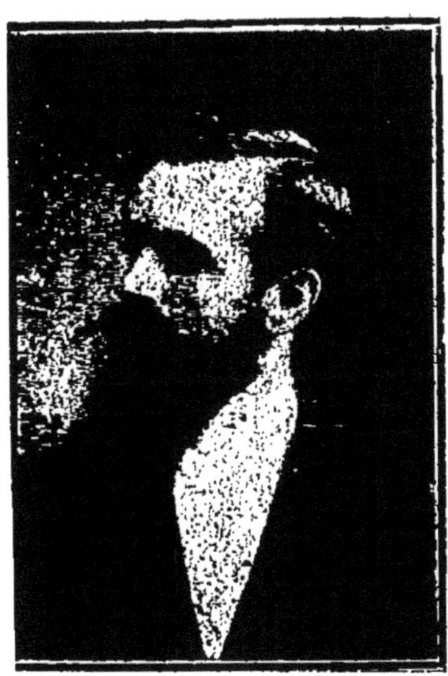

Marius

Né à Paris, le 2 août 1860. — Quitta la France à l'âge de huit ans et suivit sa famille à l'île de la Réunion où il fit de brillantes études. Revint en France et devint en 1884 interne des Asiles d'aliénés de la Seine, puis interne des hôpitaux de Paris et enfin pharmacien de première classe. Reçu docteur en 1889 avec une brillante thèse sur le *Traitement de l'épilepsie par le bromure de camphre, le bromure d'or et la picrotoxine.* S'intéresse particulièrement aux maladies de l'estomac, du foie et de l'intestin. Parmi ses travaux les plus remarqués, citons : *Traité de l'épilepsie. Recherches thérapeutiques sur l'idiotie et l'épilepsie* (en collaboration). *L'art d'administrer les médicaments aux enfants*, etc. Membre de la Société clinique des praticiens de France, de la Société internationale pour l'étude des questions d'assistance. Président de la Crèche municipale de la Salpêtrière. Médecin de l'octroi de Paris. Professeur aux écoles d'infirmiers des hôpitaux de Paris.

Profes^{r} CORNIL (André-Victor)

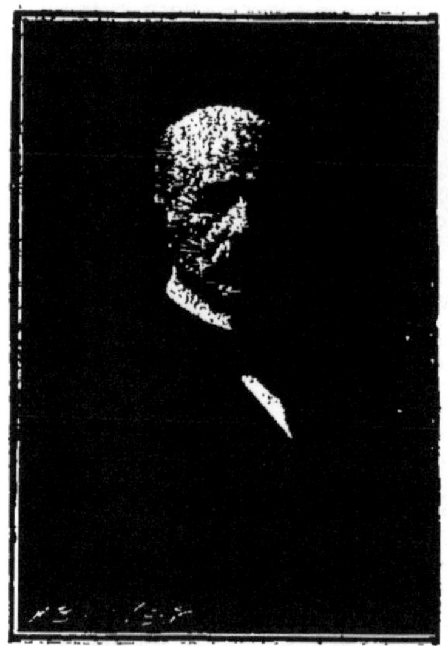

Pierre Petit.

Né à Cusset (Allier), le 17 juin 1837. Fils du docteur Félix Cornil qui exerça pendant plus de 50 ans avec le plus grand désintéressement la médecine à Cusset. — M. A. V. Cornil fut nommé, en 1867, chef de clinique, puis agrégé de la Faculté de Médecine en 1869. Il est professeur titulaire d'anatomie pathologique à la Faculté de Paris depuis 1882. Il mène de front la Politique et la Science. — Préfet en 1870, président du Conseil général de l'Allier depuis 1872, député aux élections de 1876, 1877, 1881, Sénateur en 1885 et réélu en 1893, M. Cornil a soutenu au Sénat plusieurs lois relatives à l'hygiène générale et aux institutions hygiéniques de la Ville de Paris ; les lois sur l'exercice de la Médecine et de la Pharmacie. En Science, il a surtout étudié l'Histologie pathologique et la Bactériologie. Ses principaux ouvrages sont : *Manuel d'anatomie et d'Histologie Pathologique* en commun avec M. Ranvier. *Traité de la Phtisie* avec M. Herard et *Traité des Bactéries* avec M. Babes. Chevalier de la Légion d'honneur

Dr de COURTYS

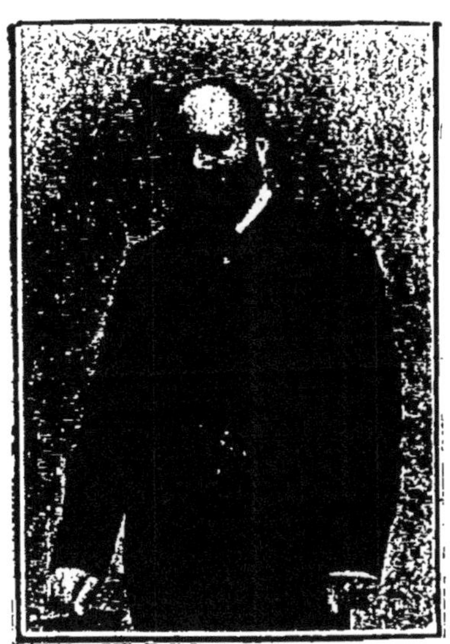

Otto.

Né en 1839 et reçu docteur en 1862. — C'est un des praticiens les plus connus et les plus estimés. Elève de Beau, il s'occupe plus spécialement des maladies de l'estomac. Le docteur de Courtys a obtenu une médaille de bronze des hôpitaux, une médaille d'argent du ministère de la guerre pour services rendus dans les ambulances pendant la guerre de 1870. Lauréat de la Société d'Encouragement au Bien. Membre de la Société de Médecine et de Chirurgie pratiques. Commandeur de l'Ordre de Charles III, etc.

Dr CUFFER, (Paul-Louis)

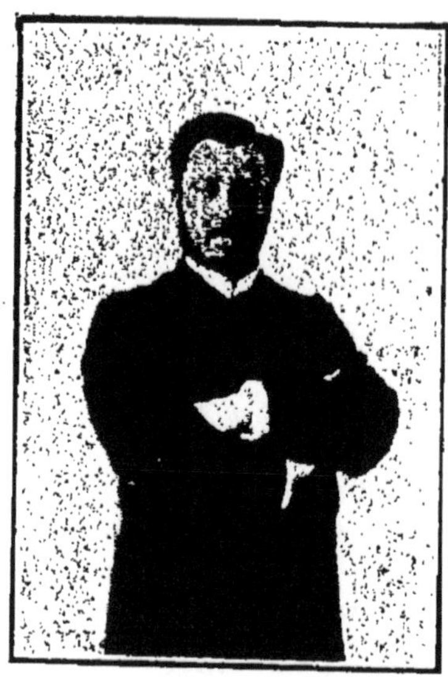

Macagno.

Né à Soissons, le 25 juillet 1849. — Docteur en médecine, médecin des hôpitaux de Paris, médecin en chef du Conseil d'Etat, médecin de la Comédie-Française, médecin-major de l'armée territoriale, chevalier de la Légion d'honneur, officier d'Académie.

Ancien interne, lauréat des hôpitaux de Paris et de la Faculté de Médecine, il a été reçu le premier au concours de l'Internat en 1873 et a obtenu la médaille d'argent en 1876 et la médaille d'or en 1877. A été nommé chef de clinique médicale de la Faculté de Médecine en 1880. Lors de la fondation du dispensaire Furtado-Heine, il y a été désigné comme médecin en chef. Enfin, le docteur Cuffer a été professeur libre de pathologie médicale de l'Ecole pratique de la Faculté de Médecine jusqu'en 1882. Il est médecin de l'hôpital Necker et chargé de cours annexe de clinique médicale à cet hôpital depuis 1895.

Il nous serait impossible de reproduire la liste complète des nombreux mémoires qu'il a publiés. Citons cependant : *Etude générale sur le bruit de galop cardiaque. — Etude sur les souffles extra-cardiaques, sur la gastralgie, sur l'atonie gastro-intestinale, sur les faux cancers de l'estomac, sur les altérations du sang dans les maladies du premier âge, sur le Traitement de la Tuberculose, sur la dyspnée chez les ataxiques, sur l'appendicite et la peri-appendicite*, etc., etc.

Dr CUVILLIER (Henri)

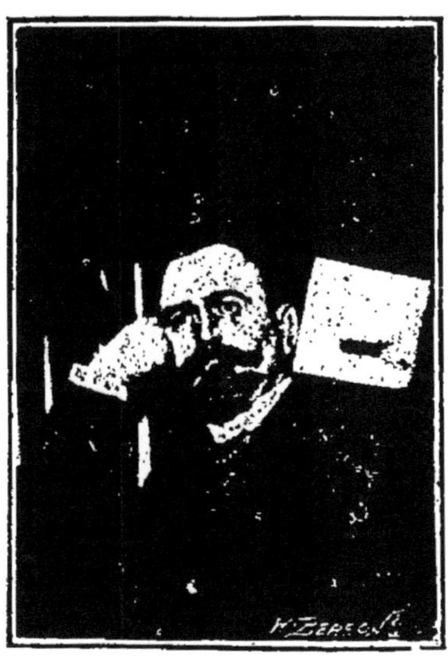

Né à Paris en 1864. — Reçu interne des hôpitaux de Paris en 1887. Passe ses deux dernières années d'internat à la Clinique des maladies du larynx, du nez et des oreilles de l'hôpital Lariboisière. Dès le début de sa pratique médicale, s'adonne exclusivement au traitement de ces affections. Chargé de missions dans les universités d'Autriche en 1890. Dirige depuis 1892 la consultation des maladies de la gorge, du nez et des oreilles que M. le Professeur Grancher a instituée à sa polyclinique de l'hôpital des Enfants malades, et s'est ainsi acquis dans cette branche de sa spécialité, une compétence toute particulière qui en fait un de nos praticiens les plus recherchés. Parmi ses principaux ouvrages, citons : *Emploi du salol camphré dans les diarrhées. — Laryngites aiguës et chroniques. — Tuberculose laryngée. — Syphilis laryngée. — Cancer du larynx. — Maladie de ménière. — Hyperthrophie des amygdales. — Végétations adénoïdes de l'adulte. — Végétations adénoïdes de l'enfance*, etc.

Dr DAGRON (Georges-René)

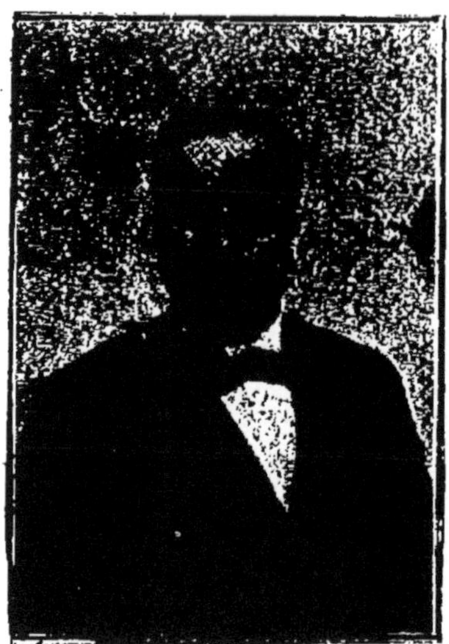

Dagron.

Né à Paris le 17 avril 1861. — Y fit ses études. Interne des hôpitaux en 1886. Aide d'anatomie en 1888. Passa en 1891 sa thèse de l'*Occlusion intestinale par le calcul biliaire*. Archiviste de la Société anatomique. S'est adonné dans ces dernières années à l'étude du massage médico-chirurgical dans le service de son maître Lucas Championnière à l'hôpital Baujon, et a publié divers opuscules sur ce sujet : *Traitement des fractures de clavicule. De la luxation de l'épaule*, etc.

Dr DEHENNE

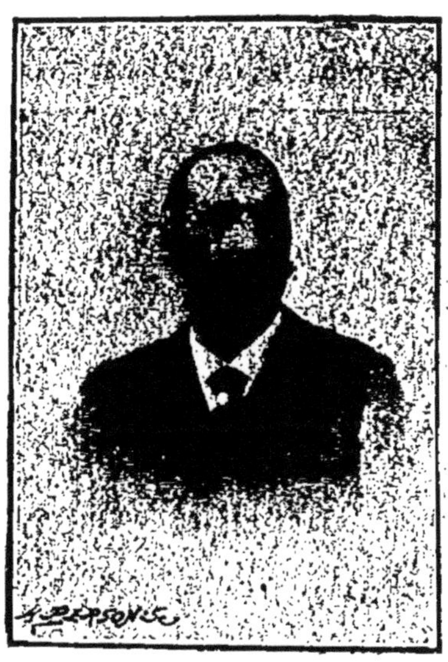

Né à Bourbourg (Nord), le 5 juin 1852. — Un des représentants les plus autorisés de la science ophtalmologique française. Praticien, opérateur et professeur de premier ordre. Après de bonnes études au Lycée de Saint-Omer, le docteur Dehenne se fit inscrire aux cours de la Faculté de Médecine de Paris et fut reçu le premier de sa promotion, au Val-de-Grâce, où il fut successivement préparateur d'anatomie et chef de clinique du service des maladies des yeux.

Sorti lauréat du Val-de-Grâce, en 1876, il passe à l'hôpital militaire de Versailles puis, donne sa démission de médecin militaire et fonde une clinique ophtalmologique à Versailles et à Paris. A publié de nombreux travaux. Citons : sa thèse sur les *Explorations chirurgicales inutiles et dangereuses, de la mensuration de la myopie. Rapports pathologiques de l'œil et de l'utérus. — Traitement des maladies des voies lacrymales. — Considérations sur les traumatismes de l'œil, sur l'opération de la cataracte*, etc., etc.

Médecin de l'Opéra, médecin oculiste de l'Opéra-Comique, du Théâtre-Français, du Collège Chaptal, de la Préfecture de Police, des Etablissements pénitentiaires de la Seine, de la Société des Artistes dramatiques, de la Société des Gens de Lettres, etc. Expert près le tribunal de 1re Instance de la Seine et de la Cour d'appel de Paris. Président de la Société médicale du 9me arrondissement. Chevalier de la Légion d'honneur, officier de l'Instruction publique. Commandeur des ordres de St-Sylvestre, de l'Annam et du Cambodge, etc.

Dr DÉJERINE (Joseph-Jules)

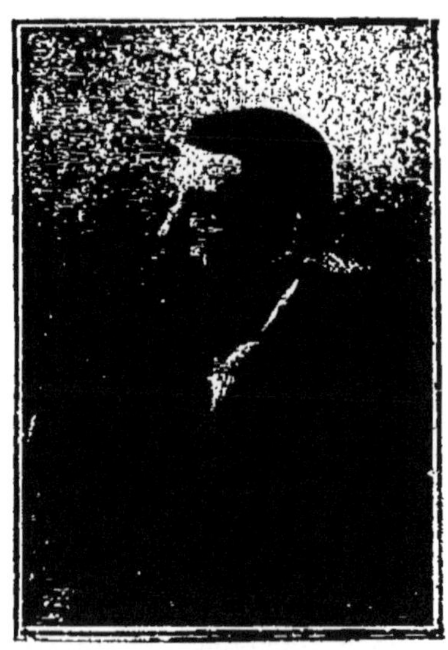

Boissonnas.

Né le 3 août 1849. — Interne des hôpitaux le 23 décembre 1874. Médecin des hôpitaux le 15 juin 1882. Agrégé en 1886.

Parmi ses principales publications, citons : *Recherches sur la dégénérescence des nerfs séparés de leur centre trophique* (1875). *Lésions du système nerveux dans la paralysie diphtéritique. Altérations des nerfs cutanés chez les ataxiques*, etc.

Dr DELBET (Pierre)

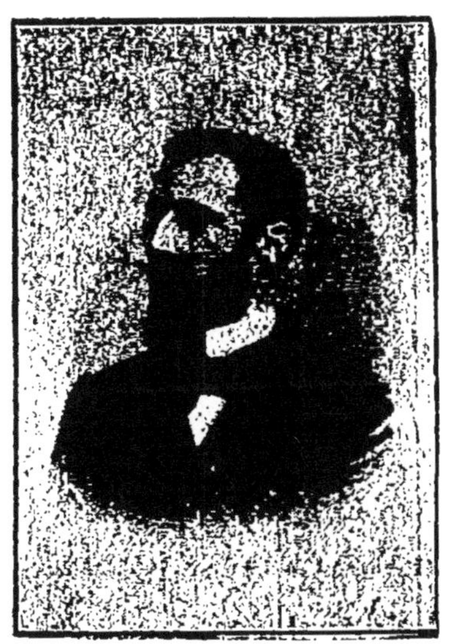

Ogerau.

Externe des hôpitaux en 1884. — Interne en 1885. Aide d'anatomie en 1886. Prosecteur provisoire à la Faculté en 1887. Prosecteur titulaire en 1888. Docteur en 1889. Chef de clinique chirurgicale en 1891. Lauréat des hôpitaux (accessit de la médaille d'or). Lauréat de la Faculté de Médecine (médaille d'argent). Lauréat de la Société de chirurgie (Prix Gerdy, 1889). Lauréat de l'Académie de Médecine (Prix Laborie, 1891). Vice-président de la Société anatomique (1892-93). Professeur agrégé à la Faculté de Médecine (1892). Chirurgien des hôpitaux en 1893. Ses principaux travaux sont : *Traitement des anévrismes. Maladies des organes génitaux de la femme. Néoplasmes.*

Dr DEMARS (Achille)

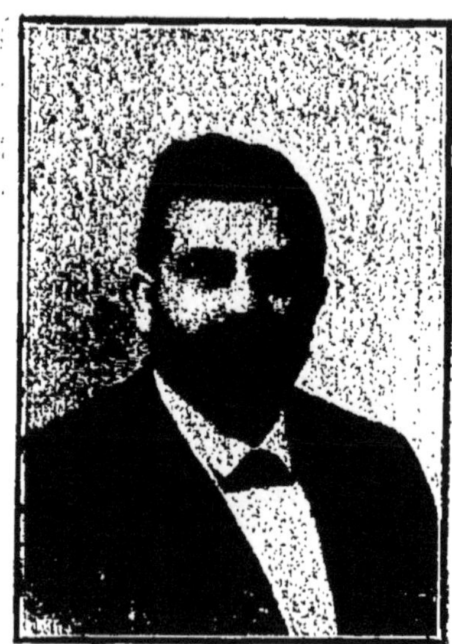

Né à Paris, le 11 octobre 1858. — Après de brillantes études au Lycée Louis-le-Grand, fait ses études médicales à Paris. Docteur en médecine en 1889. Interne des hôpitaux en 1884. Lauréat de la Société de chirurgie (Prix Demarquay), en 1887. A publié de nombreux mémoires de chirurgie pratique et en particulier sur la Tuberculose. A collaboré aux *Annales de la Tuberculose*, sous la direction du professeur Verneuil. A fait aussi, en collaboration avec le docteur Fère, le *Traitement du Vertige de Menière*, pendant son passage chez le professeur Charcot.

Sa thèse sur le *Traitement chirurgical des kystes du foie* a décrit un nouveau procédé de la double sonde. A présenté un travail sur le procédé du professeur Lannelongue sur la *Cure radicale des Hernies par le chlorure de zinc.*

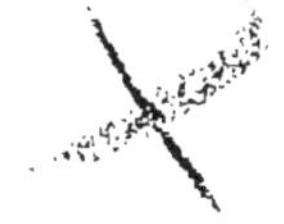

Dr DREYFUS-BRISSAC

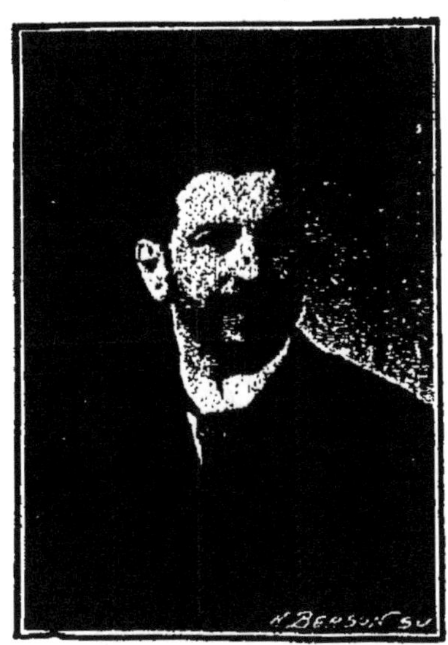

Gerschel.

Né le 3 février 1849 à Strasbourg. — Interne des hôpitaux de Paris en 1873. Docteur en 1878. Chef de clinique de la Faculté en 1879. Médecin des hôpitaux en 1880. Actuellement médecin à l'hôpital Lariboisière. En dehors de nombreux articles et revues critiques parus dans la *Gazette hebdomadaire*, a publié les ouvrages suivants : *De l'asphyxie non toxique. Traitement du Diabète. De la Phtisie aiguë* (en collaboration), etc. Comme membre du Conseil supérieur de l'Assistance publique, a pris une part active à l'élaboration de la loi sur l'Assistance médicale gratuite. Chevalier de la Légion d'honneur.

Dr DROMAIN (Jules-Edouard)

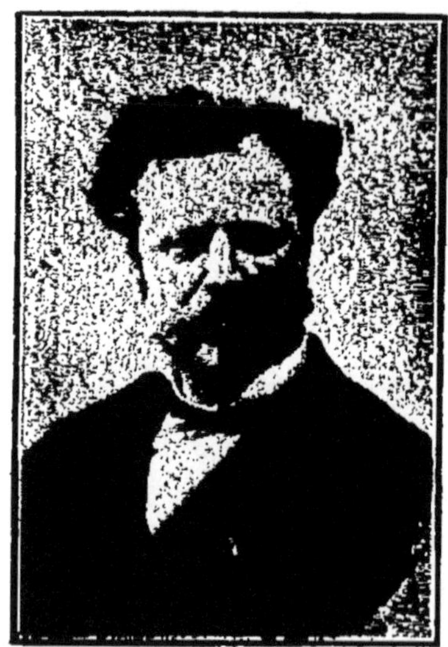

Né à Paris en 1853. — Commença ses études médicales pendant la guerre de 1870-71 dans le service des ambulances de la Ville de Paris. Dès l'âge de 24 ans, il était reçu docteur en médecine, après une thèse remarquable sur les *Déchirures du périnée pendant l'accouchement*.

Partisan absolu de la vulgarisation de l'hygiène pratique et usuelle, le docteur Dromain a fait de nombreuses conférences sur l'*Hygiène des écoles*, et a organisé, comme professeur libre, un concours sur l'*Hygiène des professions* et sur l'*Histoire naturelle appliquée à l'hygiene*. Parmi ses nombreuses publications, nous devons citer : l'*Hygiène des nouveau-nés*, ouvrage couronné par la Société française d'hygiène. *Le Guide du Vaccinateur*, en collaboration avec le docteur de Pietra-Santa et qui a eu l'honneur d'être traduit dans toutes les langues. On doit aussi au docteur Dromain une étude sur le *Rhumatisme cérébral*, publiée dans la *France médicale*.

Officier d'Académie. Décoré de l'Ordre de Charles III d'Espagne et du Nicham Iftikar de Tunisie.

Dr DUBARRY (Alphée)

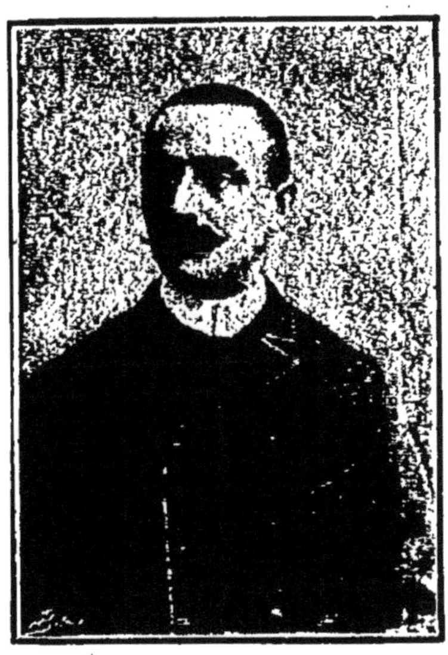

Pirou, boul. St-Germain.

Né à Antist (Hautes-Pyrénées) le 18 juillet 1855. — Passa en 1889 sa thèse de doctorat : de la *Durée de la vie des microbes pathogènes dans l'eau.* Fut interne des hôpitaux en 1885 et obtint la médaille d'argent de la Faculté, pour sa thèse remarquable.

Dr DUCOR

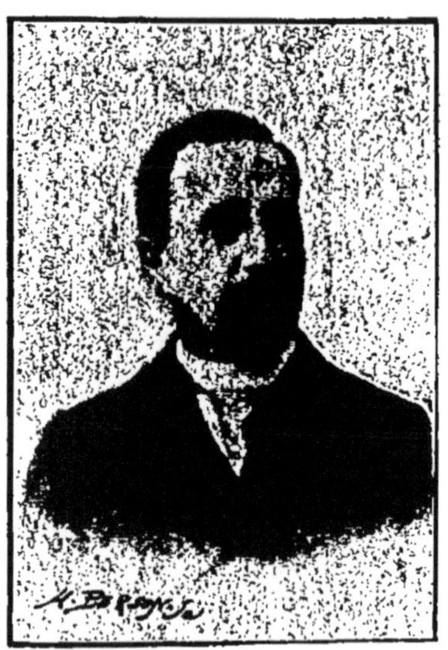

Pirou, boul. St-Germain.

Passa en 1879 sa thèse qui lui mérita une mention honorable. Sujet : « *Retroversion utérine pendant la grossesse.* » Secrétaire général de la Société médicale du XVIIme arrondissement. A publié un important travail sur la *Contagiosité de la Tuberculose*. C'est le docteur Ducor qui a fait connaître le premier cas reconnu en France d'Activomycose néophasique limitée. La malade, atteinte depuis huit années, avait été soumise à l'examen de nombreux médecins qui, tous, avaient cru à un cancer. Elle est actuellement guérie. Officier de l'Instruction publique.

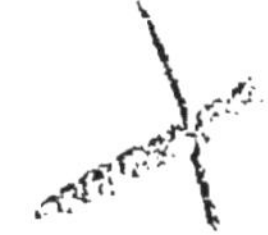

Dr DUMONTPALLIER

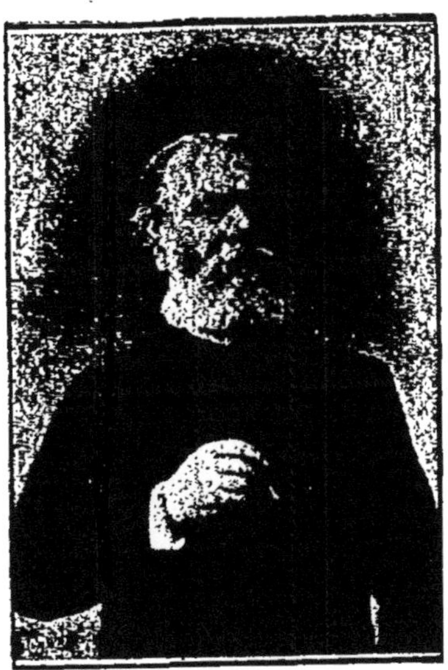

Gerschel.

Un des doyens les plus estimés du corps médical. Interne de 1853 à 1856. Lauréat des hôpitaux. Docteur en 1857 avec une thèse sur l'*Infection purulente et l'infection putride à la suite de l'accouchement*. Chef de clinique en 1861 à la Faculté, il collaborait aux deux éditions de la clinique médicale de l'Hôtel-Dieu de Paris, du professeur Trousseau. Il faisait à l'École pratique un cours de pathologie interne et, en 1866, il était nommé médecin du Bureau central des hôpitaux. En 1857, il obtenait le prix Monthyon : en 1875, il obtenait un prix de l'Académie de Médecine pour un mémoire sur l'étude des *Anomalies de l'éruption vaccinale*. Il présentait encore, après cela, des mémoires remarquables à l'Académie de Médecine, qui l'accueillit dans son sein en 1892. Médecin honoraire de l'Hôtel-Dieu. Président de la Société d'hypnologie et de psychologie : secrétaire général de la Société de biologie. Officier de la Légion d'honneur.

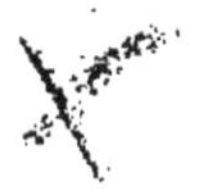

Profes^r DUPLAY (Simon-Emmanuel)

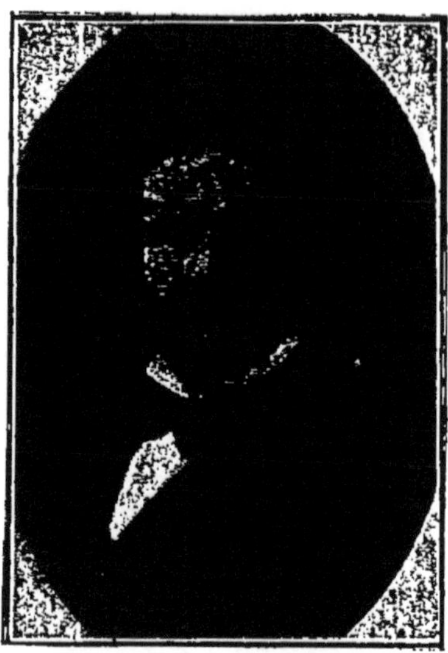

Pierre Petit

Né à Paris, le 10 septembre 1836. — Interne des hôpitaux en 1858, aide d'anatomie en 1862. Il passa son doctorat avec une thèse qui lui fit décerner le prix Barbier. Successivement prosecteur de la Faculté, agrégé en 1866, chirurgien du Bureau Central en 1867, il a été attaché aux hôpitaux de Lourcine, de St-Antoine, de St-Louis, de Lariboisière, de Beaujon. Professeur à la Faculté de Médecine en 1880, il occupa d'abord la chaire de Pathologie chirurgicale, puis celle de médecine opératoire et enfin celle de clinique chirurgicale. C'est à ce dernier titre qu'il passa successivement à l'hôpital de la Charité, puis à l'Hôtel-Dieu où il est actuellement. Le docteur Duplay est membre de la Société de Chirurgie, de la Société Anatomique et a été élu en 1879, membre de l'Académie de Médecine. Il dirige depuis 1867 la partie chirurgicale des *Archives générales de médecine*. Parmi les nombreux travaux que le docteur Duplay a publiés, citons : *Des collections séreuses et hydatiques de l'aine. De la Hernie ombilicale. Traité élémentaire de pathologie externe*. Collaborateur au *Grand traité de chirurgie*, il a, en outre, publié des *Conférences de clinique chirurgicale* faites à l'hôpital St-Antoine et à l'hôpital St-Louis. Signalons enfin sa technique des moyens de diagnostic et de traitement des maladies des oreilles et des fosses nasales (1889) et sa technique des moyens de diagnostic et de traitement employés en gynécologie (1890) Officier de la Légion d'honneur.

Dr DURAND-FARDEL (Raymond)

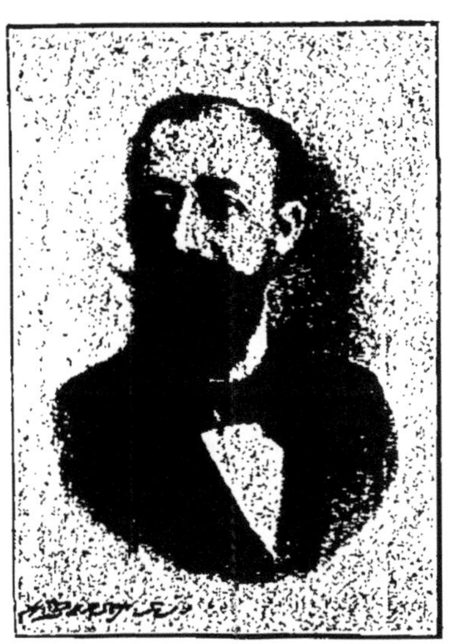

Chardonnet.

Né à Paris, le 30 novembre 1853. — Préparateur au Laboratoire d'anatomie pathologique de la Faculté en 1886, année au cours de laquelle il passa sa thèse sur la *Tuberculose du rein* qui lui valut la médaille d'argent. Il avait été interne des hôpitaux en 1882. Chef de clinique médicale à l'Hôtel-Dieu (1889). Secrétaire général de la Société d'Hydrologie de Paris. Rédacteur des *Annales d'hydrologie*. Médecin consultant aux eaux de Vichy. Le docteur Durand-Fardel a publié des travaux importants sur l'*Anatomie pathologique*, les *maladies de l'estomac* et l'*Hydrologie*. Officier de l'Instruction publique.

Dr FAURE-MILLER (John)

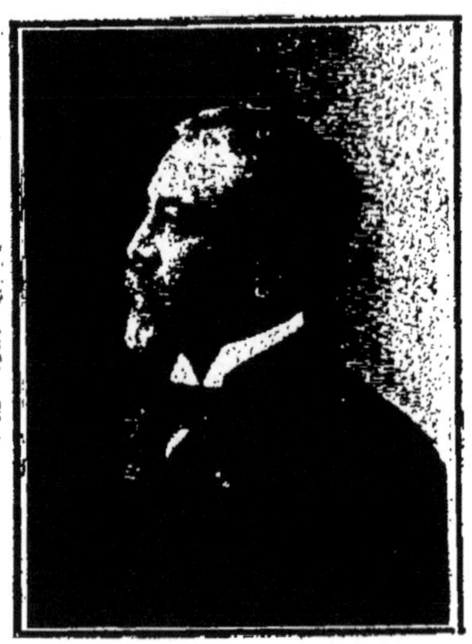

Nadar.

Docteur de la Faculté de Paris depuis 1870. Médecin de l'hôpital Richard-Wallace. Officier de l'instruction publique. Chevalier de la Légion d'honneur.

Dr FERRIER (Jules-Emile)

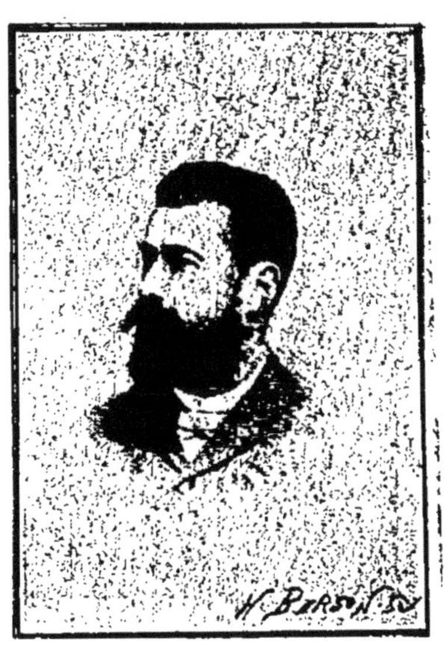

Dagron.

Né à Montenoison (Nièvre) le 23 septembre 1855. Fit ses études classiques au lycée de Nevers et ses études de médecine à Paris. Passa, en 1884, sa thèse de doctorat : *Des névralgies réflexes d'origine dentaire.* Il avait été externe des hôpitaux en 1879, 1880 et 1881. Dentiste des hôpitaux depuis 1887 (Hôpital Lariboisière). Dentiste de la clinique stomotologique de l'Hospice des Quinze-Vingts. Il a publié un assez grand nombre de travaux parmi lesquels : *De l'air chaud en thérapeutique dentaire*; *du traitement de l'arthrite alvéolaire du sommet* et d'autres études sur les affections buccales ou dentaires.

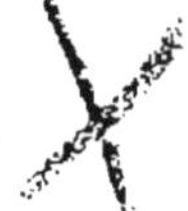

Dr FLOERSHEIN (Léon)

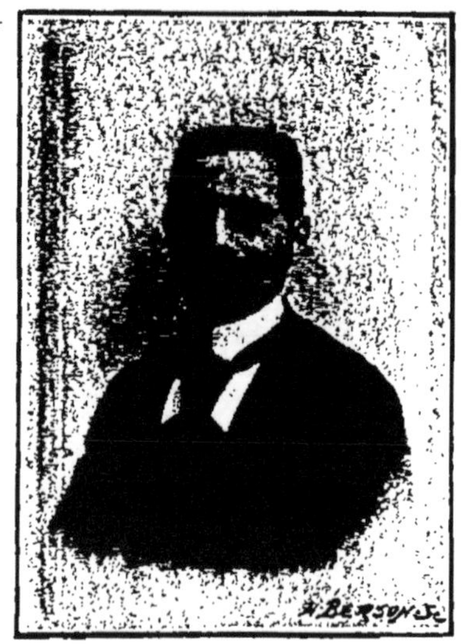

Falkenstein.

Né à Besançon. — Ancien interne des hôpitaux de Besançon, interne des hôpitaux de Paris en 1892. Passa sa thèse sur le *Traitement opératoire de l'hypertrophie de la prostate*. S'occupe plus particulièrement de chirurgie. Secrétaire de la rédaction de la Revue générale de clinique et de thérapeutique. A publié un grand nombre d'articles chirurgicaux. Citons parmi ses travaux : Fongus tuberculeux du testicule. Castration. Ictère chronique simulant une infection d'origine intestinale et dû à un cancer du pylore et de la tête du pancréas. Fongus de la dure-mère crânienne ayant les caractères d'un épithélioma tubulé et secondaire à un ancien cancer du sein. Noyaux cancéreux dans la peau, les poumons et les plèvres. Kyste chyleux du mésentère simulant une occlusion intestinale. Kyste hématique volumineux de la capsule surrénale. Traitement de l'hydrocèle vaginale. Diagnostic et traitement des pyclo-néphrites. Fistule du canal de Stenon d'origine traumatique. Traitement par le procédé de la ponction unique. Méthode de Maunsell pour l'anastomose intestinale, avec le résumé des cas traités. Les myômes du tube digestif

Dr GARRIGOU-DESARÈNES (Louis-Auguste-Albert)

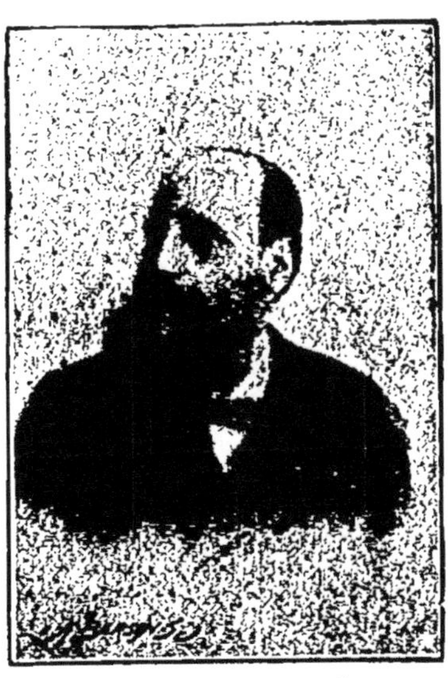

Ogerau

Né à Limoges, le 21 juin 1832. — Fils d'un professeur de philosophie du lycée. Fit ses études à Paris. Docteur en médecine en 1859. Elève dans les hôpitaux, des docteurs Denonvillers, Velpeau, Moissenet. Il travailla avec le docteur Triquet, professeur libre d'otologie et commença à s'occuper spécialement des maladies des oreilles, du nez et de la gorge dès 1863, époque à laquelle il fonda sa clinique. En 1865, il fit connaître un nouveau procédé de cathéterisme de la trompe d'Eustache, de nombreux instruments et des méthodes nouvelles, destinés au traitement des maladies des oreilles et du nez. Il publia en 1873 les résultats de plusieurs trépanations de l'apophyse mastoïde. Mais ce qui attira principalement l'attention du monde médical, c'est son ouvrage sur le *Catarrhe chronique hypertrophique et atrophique des fosses nasales*, par la galvano-caustique chimique (Electrolyse), procédé qu'il employa le premier, dans ces affections, comme le prouve sa communication à l'Académie de Médecine (mars 1884). Officier d'Académie. Chevalier de la Légion d'honneur.

Dr GASTOU (Paul-Louis)

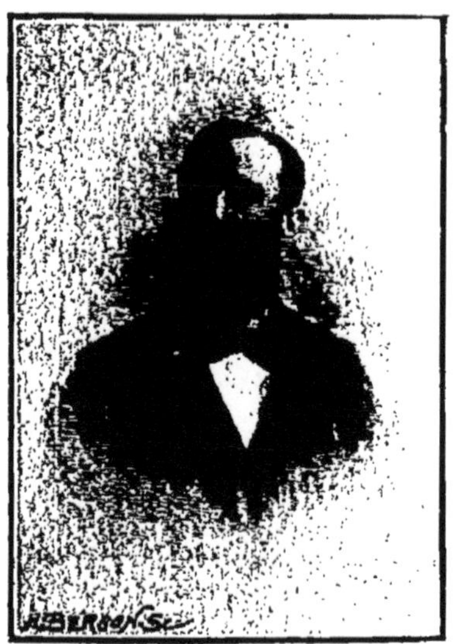

Wyss

Né à Philippeville (Algérie) le 7 mars 1864, le docteur Gastou fit ses études à Paris. Il passa sa thèse en 1893, avec ce sujet : *Du foie infectieux.*

De 1889 à 1893, il avait été interne des hôpitaux. Il est actuellement chef de clinique de la Faculté, à l'hôpital Saint-Louis.

Dr GEOFFROY (Jules)

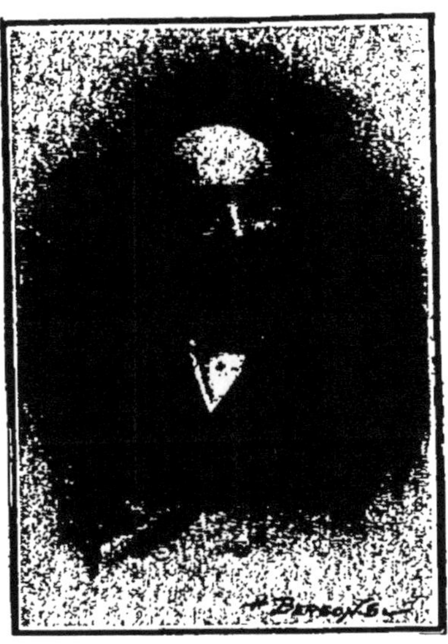

Né à Paris, le 17 mars 1849. — S'est d'abord livré à des travaux d'érudition pure et d'histoire médicale, comme en font foi sa thèse couronnée par la Faculté de Paris, sur l'*Anatomie et la physiologie d'Aristote* (1878), et un intéressant mémoire sur la *Connaissance et la dénomination des couleurs dans l'antiquité classique*, publié dans les mémoires de la Société d'Anthropologie de Paris 1879-1882). Parmi les questions d'intérêt professionnel dont il a approfondi l'étude, il faut citer un rapport sur la *Révision de la législation médicale* (1882) qui a été le point de départ et la base du projet de loi Chevandier et qui renferme un historique très intéressant des différentes législations médicales de 1789 à nos jours. Adonné tout spécialement à l'étude des affections du tube digestif, il a publié en 1883 un travail sur la *Typhlète et la Pérityphlète* dans lequel il devançait les idées actuelles sur l'intervention chirurgicale dans ce genre de maladie. Au Congrès de médecine interne de Bordeaux et à celui de l'Association pour l'avancement des sciences (1895), il a fait des communications très importantes sur la méthode de diagnostic et de traitement dans certaines affections du tube digestif et sur le diagnostic et le traitement du spasme et de la contracture du tube digestif. Au Congrès de Moscou (1897), il a fait une communication très remarquée sur la *guérison rapide des vomissements de la grossesse par un massage abdominal pratiqué sous forme de palpation prolongée.* Il est président honoraire de la Société Médicale des Praticiens.

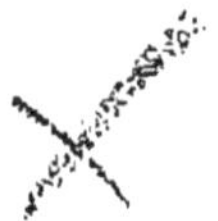

Dr GÉRARD (Joseph-François)

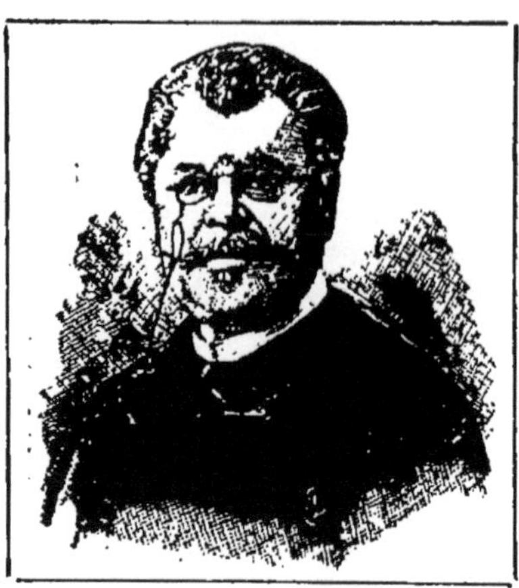

Né à Pont-à-Mousson, le 17 mars 1834. — Fut tout d'abord élève de l'école de cavalerie de Saumur, puis servit dans l'escadron des Cent-gardes. Fit la campagne d'Italie, obtint la médaille militaire à Solférino et fut, au commencement de la guerre de 1870, décoré chevalier de la Légion d'honneur au château de Bouillon, par Napoléon III lui-même. Mais cette décoration ne lui fut pas maintenue parce qu'elle émanait d'un souverain prisonnier. Rentré dans la vie civile, M. Gérard se fit recevoir en 1874 officier de santé à Paris puis, passa à 51 ans son examen de doctorat en médecine de la Faculté de Paris, avec une thèse sur la *Genèse des Varices*, sa première these sur la *Fécondation artificielle* ayant été refusée. Le docteur Gérard a publié nombre d'ouvrages de vulgarisation scientifique que le grand public connaît et apprécie. Citons : *Le magnétisme à la recherche d'une position sociale*, précédé d'une lettre préface de Victor Hugo. *Traité pratique des maladies de l'appareil génital de la Femme*. *Le livre des mères*, œuvre couronnée par la Société d'Encouragement au bien. *La grande névrose*. *Le Médecin de Madame*, etc., etc. Il est l'inventeur d'un certain nombre d'instruments spéciaux, construits avec une très grande ingéniosité et qui rendent parfois d'immenses services. A citer : son hysteromètre et sa sonde à jets recurrents, ainsi que les drains utérins qui portent son nom.

Dr GILBERT

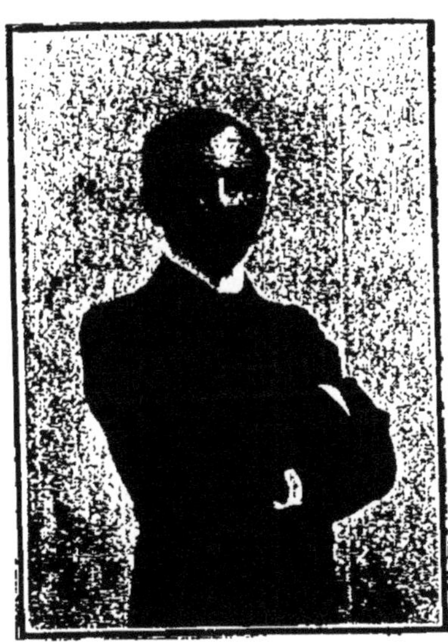

Sartony.

Né à Buzancy (Ardennes), le 15 février 1858. — Actuellement médecin à l'hôpital Broussais. Professeur agrégé à la Faculté depuis 1889. Chef du laboratoire de thérapeutique à la Faculté, il fut interne des hôpitaux en 1880. Médaillé d'or des hôpitaux. il en devint médecin en 1887 ; il fut notamment médecin à l'hôpital Tenon. Membre de la Société Anatomique, de la Société Clinique, de la Société de Dermatologie et de Syphiligraphie, de la Société Thérapeutique, de la Société Médicale des hôpitaux, de la Société de Biologie Il a été trois fois lauréat de l'Assistance publique, de la Faculté de Médecine et de l'Académie de Médecine. Nommé par le gouvernement membre et secrétaire de la Commission du Codex. Il en a rédigé le supplément paru en 1895. Au point de vue de l'enseignement, le docteur Gilbert s'est, en outre, fait apprécier pai maintes conférences. Co-directeur. avec M. Brouardel, du Traité de médecine et de thérapeutique en 10 volumes. Successeur de Dujardin-Beaumetz à la direction du formulaire de thérapeutique. Auteur d'un travail sur *Les Maladies du sang*. Auteur avec M. Hanot d'un travail sur *Les Maladies du foie* ; il est de plus l'auteur de publications très nombreuses sur la Clinique et l'Anatomie pathologique, la Bactériologie, la Pathologie expérimentale et comparée, la Thérapeutique

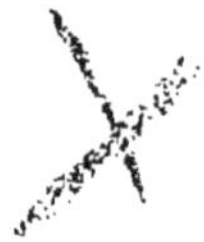

Dr GIRAUDON (Pierre)

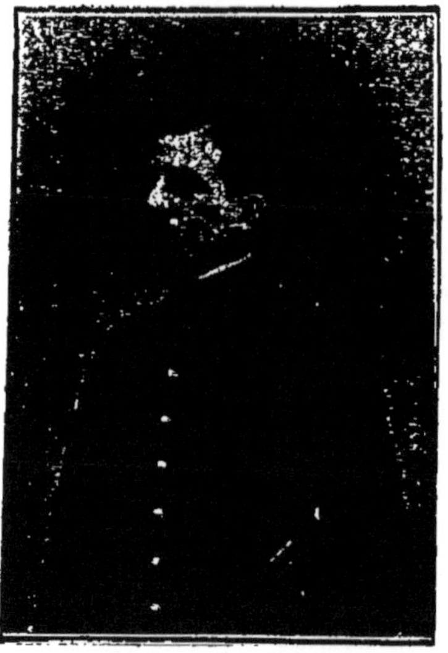

Phot du Globe

Né à Avignon. — Fit ses premières études médicales à Lyon où il fut successivement élève d'Ollier, de Poncet et de Lépine. Président de l'association des étudiants de cette ville, il reçut en cette qualité le ministre de l'instruction publique et prononça devant lui un remarquable discours sur la question alors à l'étude, de la création des Universités. Ensuite élève de l'Ecole de médecine navale de Rochefort, et démissionnaire pour raisons de famille, il vient terminer ses études près de la Faculté de Paris. Après deux années d'internat à Versailles, il fut reçu docteur avec une thèse brillante, toute d'études et d'expériences personnelles sur un *Nouveau traitement des brûlures par le Thyol.* Est aujourd'hui un des jeunes spécialistes parisiens les plus appréciés en gynécologie et en accouchement.

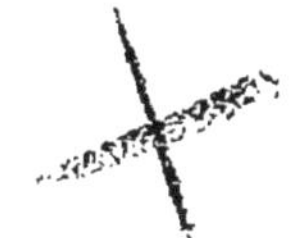

Dr GOUEL (A.-I.)

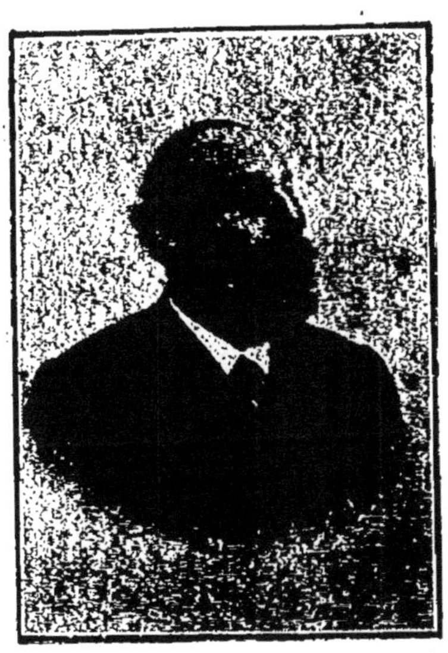

Boscher

Né à Beaumesnil (Eure) en mars 1841. Commença ses études médicales à Rennes et les termina à Paris, où il soutint sa thèse de doctorat en 1867. Le premier, en France, il planta hardiment le drapeau de l'isolement et de l'hospitalisation des phtisiques. Il a attaché son nom à la création de l'hôpital de Villepinte, destiné aux jeunes filles pauvres, atteintes de maladies de poitrine, et dont il est le médecin en chef. Le docteur Gouel a fait des travaux sur *le traitement de la tuberculose par les bains de vapeur térébenthinés, par les inhalations d'aldéhyde formique et les injections sous-cutanées de sérum animalisé.* Il est chevalier de la Légion d'honneur.

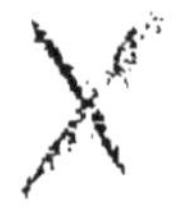

Dr GOURAUD

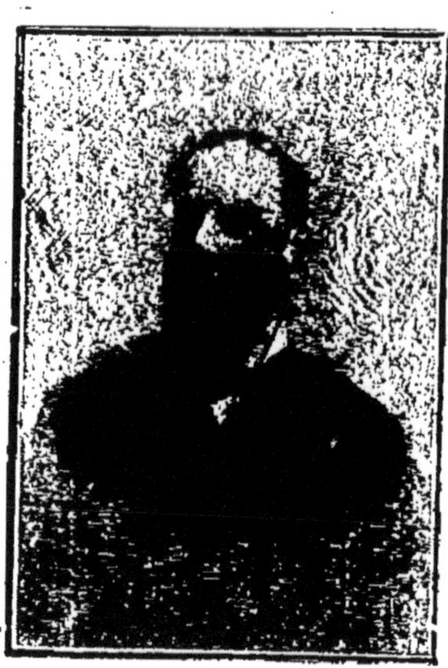

Dagron

Né à Paris le 24 janvier 1837. Interne des hôpitaux en 1860, médaille d'argent, 1863 et 1864. Président de la Société protectrice de l'Enfance. En qualité de médecin des hôpitaux, a été successivement attaché à l'institution Sainte-Périnne, à Saint-Antoine et à Cochin. Actuellement médecin de la Charité. S'est surtout occupé des maladies du cœur et de toutes les questions qui concernent l'hygiène de l'enfance. Chevalier de la Légion d'honneur et de l'Ordre pontifical de Saint-Grégoire-le-Grand. Officier d'Académie.

Dr GOUREAU

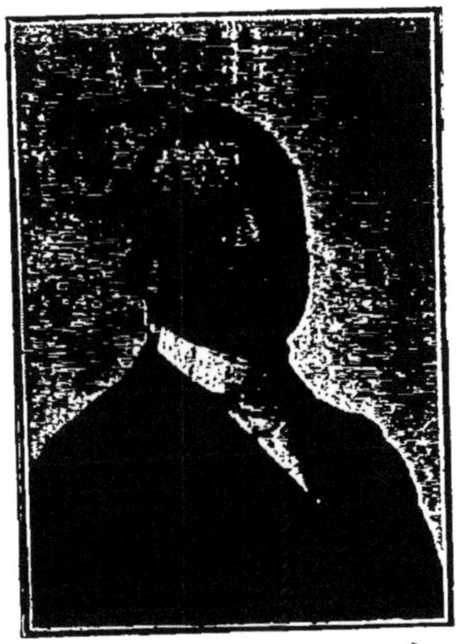

Pirou, boul. St-Germain.

Né en 1855, près d'Orléans. — Docteur en 1880. Ancien élève du Val-de-Grâce. Est désigné après un brillant concours de sortie, comme médecin aide-major de l'hôpital de Versailles. Malgré le riant avenir que lui réservait la carrière militaire, il démissionne en 1883 et rentre dans la vie civile où il se fait bientôt une place en vue dans le monde médical, soit comme polémiste, soit comme médecin spécialiste pour le larynx, le nez et les oreilles.

Il fonde en 1889, avec un groupe de médecin indépendants l'*Actualité Médicale,* dont l'apparition marque le début d'une ère nouvelle : la lutte des indépendants contre les officiels ; le relèvement moral de la classe des praticiens de quartier. C'est dans la collection de l'*Actualité Médicale* qu'on retrouve toute l'œuvre du docteur Goureau : articles de polémique et articles scientifiques, sur les affections du Larynx, du Nez et des Oreilles. Il est, en outre, l'auteur de l'article « Oreilles ». du dictionnaire de médecine pratique de Laurent et Bernheim. Avec Le Baron, il fonde en 1891 le Syndicat des Médecins de la Seine dont il est le premier vice-président : mais il démissionne bientôt, ne se sentant pas assez libre. Le docteur Goureau n'est pas seulement un spécialiste distingué, un polémiste remarquable ; c'est encore un amateur émérite qui a su rassembler une collection nombreuse et variée d'objets d'art anciens : tableaux, meubles, faïences, etc.

Mme de GRINIÉWITCH (Olga)

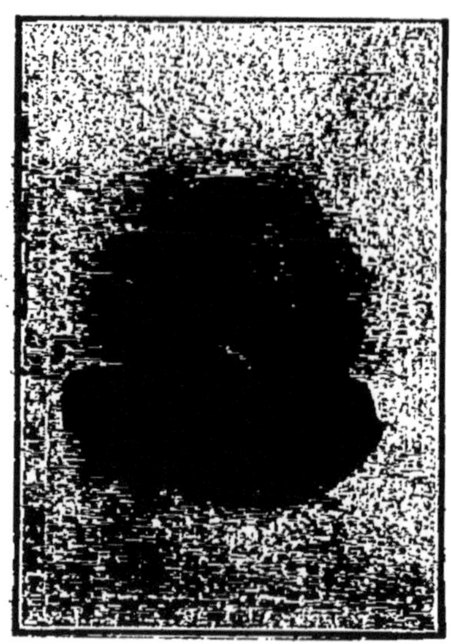

Ogerau.

Née de Sawitzka. Originaire de Bronnitza (Russie). — Appartient à une famille russe orthodoxe, dont tous les membres ont été au service impérial, dans les carrières militaires et administratives. Après l'achèvement de ses études secondaires vint étudier la médecine à la Faculté de Paris et prolongea ses études neuf ans, dans un but scientifique. Fut plus spécialement l'élève : en chirurgie, des professeurs : Trelat, P. Segond, Girard, Marchant ; en pathologie, de Feréol et de Potain ; en obstétrique, de Tarnier, Auvard, Budin ; pour les maladies des enfants, des docteurs Cadet, de Gassicourt ; pour l'oculistique, du professeur Panas, etc. Reçue docteur en médecine, le 24 mars 1892, avec une thèse sur *L'Allaitement maternel considéré au point de vue des galactogogues* qui lui a demandé plus de deux ans de recherches originales. A suivi pendant deux années les cours spéciaux du museum pour voyageurs-explorateurs. A exercé la médecine à Paris pendant cinq ans (1892-97) en donnant des soins exclusivement aux femmes et aux enfants. S'est attachée à favoriser en toute circonstance le développement intégral de la maternité et à combattre avec la dernière énergie les pratiques contraires qui ne sont, malheureusement, que trop répandues à Paris. A pris une part active à diverses œuvres concourant à ce but : La Pouponnière parisienne, la Société de l'Allaitement maternel, etc. A fait différentes conférences et professe un cours hebdomadaire d'hygiène à l'Union française de la Jeunesse.

Officier d'Académie.

Dr GUÉNIOT (Alexandre)

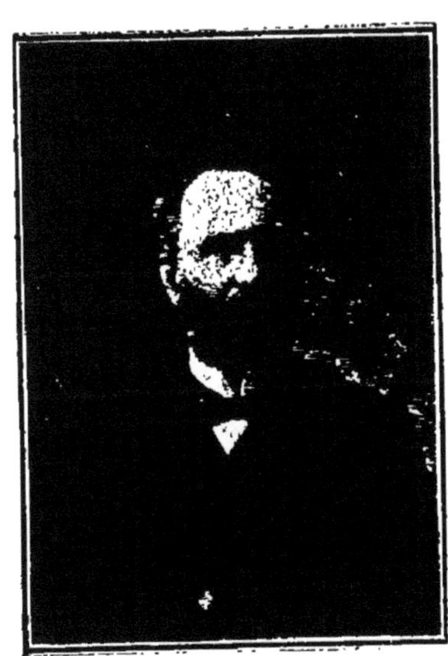

Gerschel.

Né le 8 novembre 1832. — Licencié ès-sciences en 1855 Interne des hôpitaux de Paris en 1858. Chef de clinique d'accouchement en 1863. Chirurgien des hôpitaux en 1865. Professeur agrégé en 1869. Il débuta comme chef de service à l'Hospice des Enfants assistés. Nommé plus tard chirurgien en chef de la Maternité, il occupa ce poste jusqu'en 1895. Ses nombreuses publications sur l'*Obstétrique*, la *Chirurgie infantile*, etc., le mirent de bonne heure en évidence et lui valurent une grande notoriété. Il est membre honoraire de la Société anatomique, membre et ancien président de la Société de chirurgie, membre de l'Académie de Médecine, membre fondateur et ancien président de la Société obstétricale et gynécologique de Paris, membre fondateur et ancien président de la Société obstétricale de France. Chevalier de la Légion d'honneur.

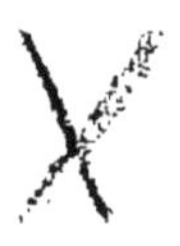

Dr GUIMBERTAUD

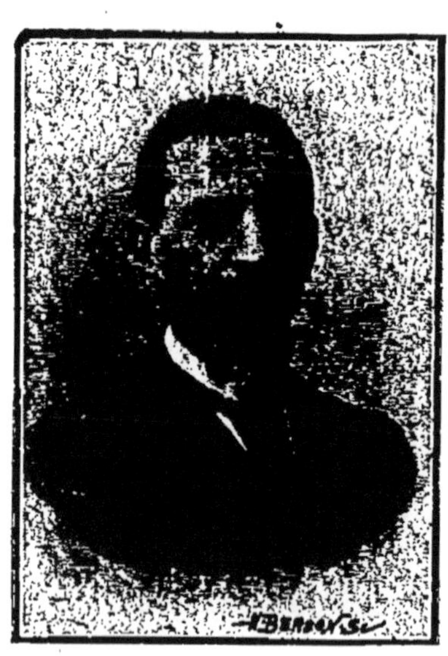

Pirou, boul. St.-Germain.

Ex-médecin Principal de l'armée.

Administrateur de la Société générale des Infirmiers et Infirmières gardes-malades de Paris.

Officier de la Légion d'honneur.

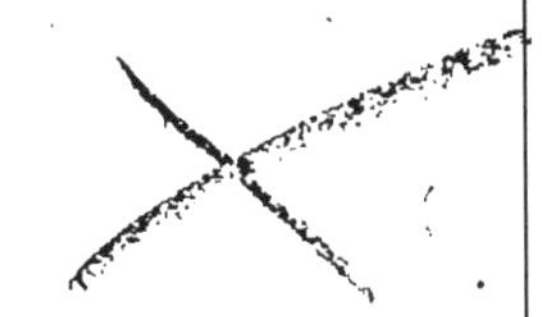

Dr GUINARD (Aimé)

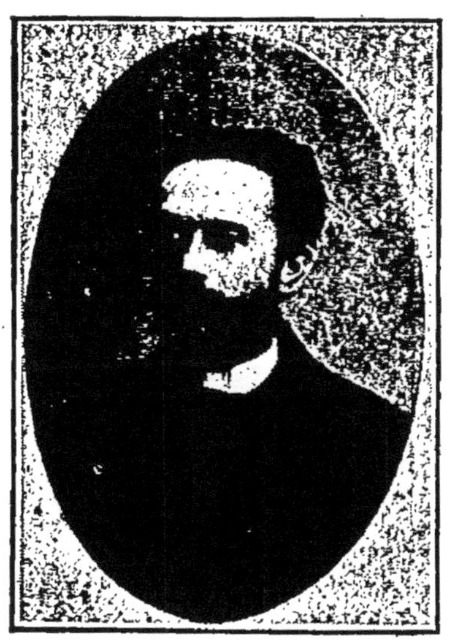

Chéri Rousseau et Fils

Né à Saint-Etienne (Loire), le 8 mai 1856. Commence ses études médicales à Paris, en 1875, après avoir fait deux ans de stage de pharmacie. Interne des hôpitaux de Paris en 1879. Aide d'anatomie, à la Faculté, en 1881 ; chef de clinique chirurgicale à la Faculté, en 1886 ; chirurgien des hôpitaux en 1892. Elève des professeurs Verneuil et Tillaux. Il publia d'importants travaux sur *La Pleurésie purulente, Les Organes génitaux de l'homme et de la femme ; La Chirurgie de l'Estomac ; Les Hernies gangrenées ; Les Anévrismes de la base du cou ; Le traitement du Cancer utérin par le carbure de calcium*, etc. Vice-président de la Société anatomique, en 1896 ; vice-président du Syndicat des Médecins de la Seine.

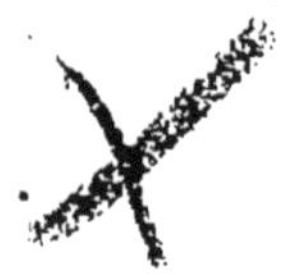

Profes^r HAYEM

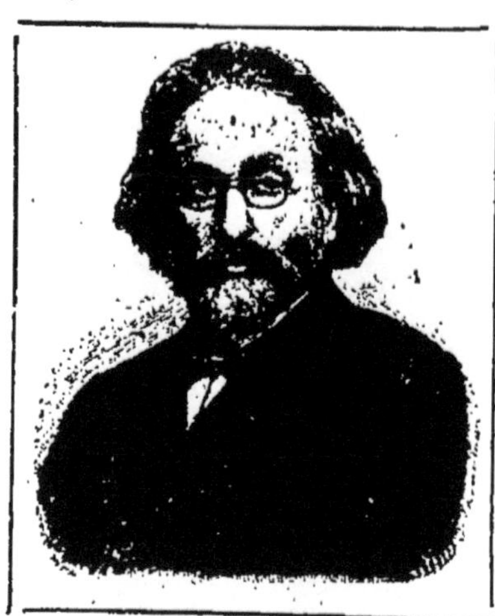

Né à Paris, le 24 novembre 1841. — Reçu interne des hôpitaux à 31 ans. Agrégé à 33 ans. Médecin des hôpitaux à 38 ans ; professeur de thérapeutique à la Faculté (juin 1870). Ses thèses *Sur les bronchites et les hémorrhagies intra-rachidiennes* constituent des mémoires précieux. *Ses recherches sur l'anatomie pathologique des atrophies musculaires* lui valurent le prix Portal. Ses travaux en thérapeutique sont considérables. Il dirigea en 1885 à l'hôpital St-Antoine le service des cholériques. Ses travaux sur le *chimisme stomachal* ont eu un grand retentissement. Il dirige la *Revue des Sciences médicales en France et à l'étranger*. Membre de l'Académie de Médecine. Chevalier de la Légion d'honneur.

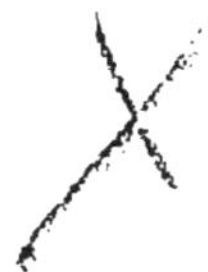

Dr HIRSCHBERG (Rubens)

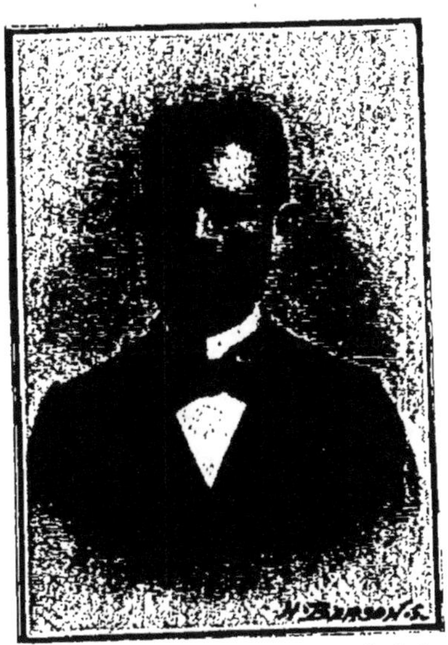

Arjalew

Né à Odessa (Russie), en 1862. — Reçu docteur à Heidelberg en 1886 avec la thèse : *Méningite tuberculeuse de la convexité*. Reçu docteur de la Faculté de Paris en 1889 avec la thèse sur le *Massage de l'abdomen*. De 1889 à 1894 enseignait la Kinesithérapie dans le service de Dujardin-Beaumetz à l'hôpital Cochin. A publié les travaux suivants : *Traitement mécanique de l'ataxie locomotrice. Un cas de neurose paresthésique. Sur un phénomène plantaire chez les tabétiques. Les effets physiologiques du suc testiculaire. Traitement chirurgical de la méningite tuberculeuse. Traitement de l'ataxie chez les tabétiques, par la méthode Frenkel. Sur une forme clinique, réputée rare, de Tabes dorsalis. Tabes dorsalis juvenile*. A le premier fait connaître en France et considérablement développé la méthode de traitement de l'ataxie par la rééducation des mouvements. A une brillante clientèle à Paris.

Dr HIRTZ (Edgard)

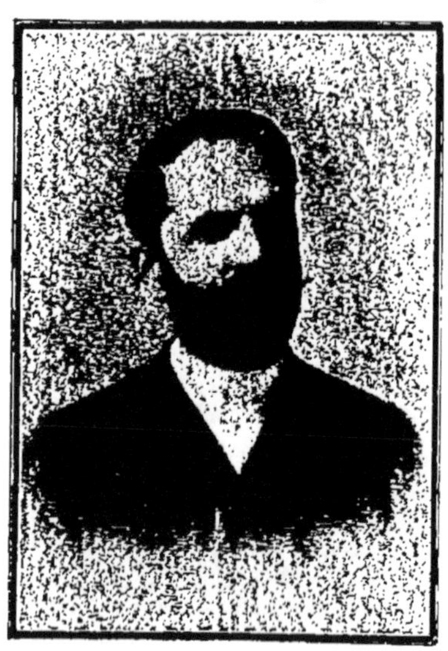

Gerschel

Né à Wintzenheim (Haut-Rhin), le 30 mai 1849. — D'une famille médicale ancienne. Son oncle était un professeur éminent à la Faculté de Strasbourg ; son père, médecin distingué, ancien chef de clinique à la Faculté. Il y eut un moment neuf médecins du nom de Hirtz. Engagé volontaire en 1870-71, il vint après la guerre à Paris. Externe des hôpitaux, puis interne provisoire ; enfin interne titulaire en 1873, il fut reçu au doctorat en 1878 avec une thèse remarquée sur l'*emphysème pulmonaire chez les tuberculeux*. Nommé en 1886, au concours, médecin des hôpitaux, il est aujourd'hui chef de service à l'hôpital Tenon et chargé d'un cours de clinique annexe de la Faculté de Médecine. Collabore aux *Archives de Médecine*, à la *Gazette des Hôpitaux*, au *Bulletin de la Société Médicale des Hôpitaux* et à la *Médecine Moderne*. Auteur, dans le traité de thérapeutique de Robin, de l'article : *Traitement des empoisonnements par l'Arsenic, le Mercure, le Phosphore, l'Oxyde de carbone et le Sulfure de carbone*. Ses autres travaux sont très nombreux et très importants ; Citons : *La Stomatite aphteuse maligne, le Salol, la Phlébite précoce chez les tuberculeux, le Traitement des phlébites, la Polyurie hystérique*, thèse faite sous son inspiration par le docteur Kourilsky, etc.

Dr JARRY (Lucien)

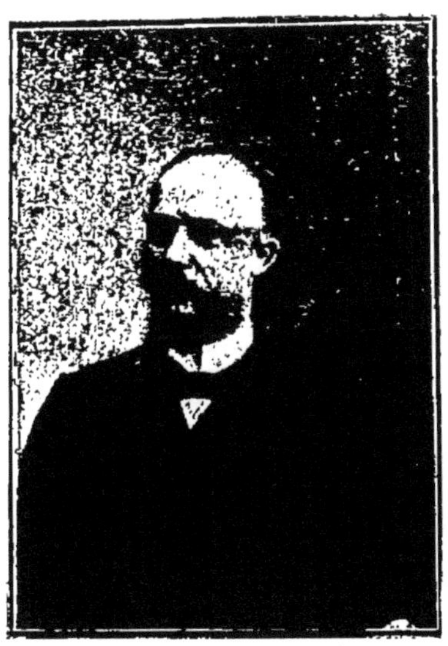

Né à Paris le 8 Septembre 1857. Fit ses études à Paris et passa en Août 1880 sa thèse de doctorat : *De l'Ecthyma du nouveau-né.* Il avait été externe des hôpitaux en 1878.

Dr JORDANIS (Henri-Léopold)

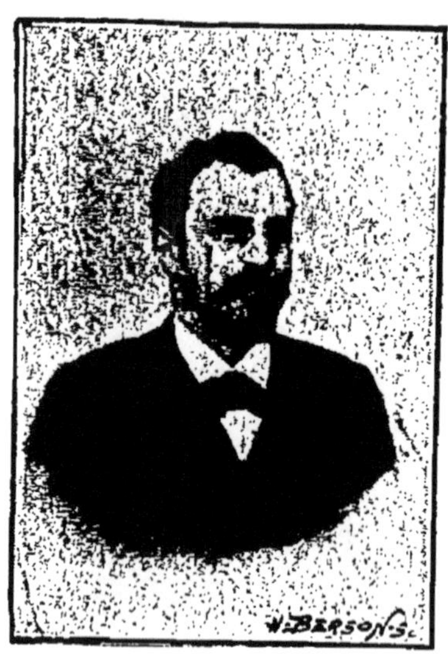

Julius

Né à Paris en juillet 1860. — Elève de Dujardin-Beaumetz, Tillaux, Vigouroux. Reçu docteur en 1890 avec une thèse sur *l'Electrothérapie*. Se spécialisa par ses expériences sur l'Electricité. Attaché en 1891 au service d'Electrothérapie à l'hôpital Cochin. Auteur de travaux sur la *métallothérapie*. Découvrit en 1887 que certaines espèces de bois pouvaient remplacer les métaux pour ramener la sensibilité chez les personnes nerveuses. (Rapport lu par Dujardin-Beaumetz à l'Académie de Médecine). Pendant 3 ans, médecin adjoint du dispensaire pour les enfants malades du 1er arrondissement. A publié de nombreux articles dans le *Bulletin de thérapeutique*.

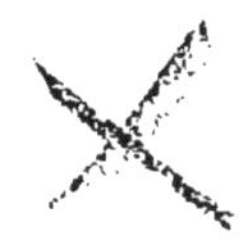

Dr JULLIEN (Louis)

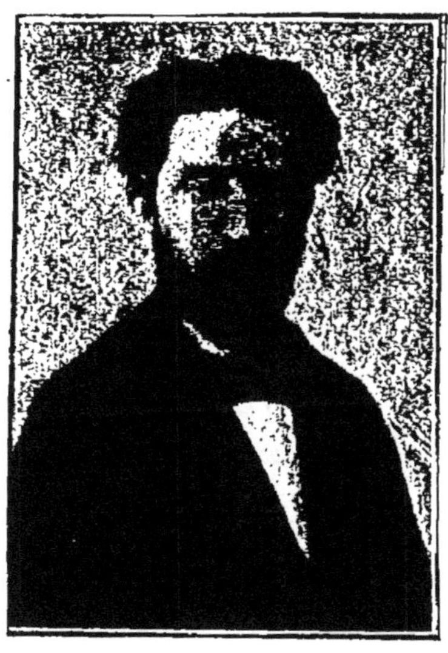

Pierre Petit

Né le 24 août 1850, a Lyon. — Commença ses études médicales à l'Ecole de Médecine de cette ville où il fut interne, aide d'anatomie et chef de clinique chirurgicale. Il passe à Paris sa thèse en 1873, est nommé agrégé pour la Faculté de Nancy en 1875, mais reste à Paris où il est nommé au concours, en 1884, chef de clinique, puis chirurgien de St-Lazare (1889). Ses publications, très nombreuses, concernent la chirurgie et surtout les maladies vénériennes. En 1878, il fait paraître un *Traité des maladies vénériennes*, ouvrage considérable, traduit en Espagnol et en Italien, dont la troisième édition française parut en 1886 et qui lui valut le grand prix Monthyon à l'Institut, le prix Itard à l'Académie de Medecine et le prix Chateauvillars à la Faculté de Médecine. Il a introduit en France les injections de calomel qu'il fut à peu près seul à pratiquer pendant quinze ans. Il préconise par ce moyen le *Traitement intense et précoce de la Syphilis* et soutient la possibilité d'enrayer cette maladie, prise au début. Le docteur Jullien dirige à St-Lazare un service très fréquenté par les spécialistes de tous pays. Membre de nombreuses Sociétés savantes en France et à l'étranger. Secrétaire général de la Société de Médecine de Paris.

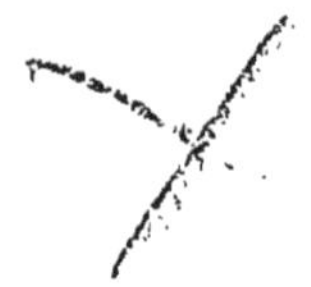

Dr KIRMISSON (Edouard)

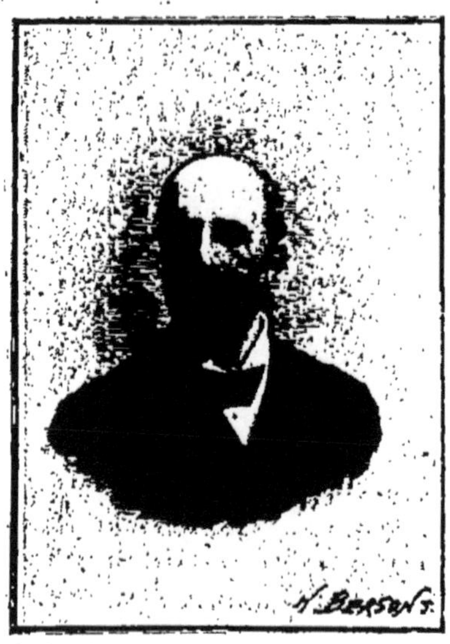

Pirou, rue Royale

Né à Nantes, le 18 juillet 1848. — Commença ses études médicales à l'Ecole de Médecine de cette ville où il fut interne et prosecteur. Venu à Paris pour y suivre la carrière des concours, il a été successivement interne des hôpitaux et prosecteur à la Faculté. Nommé en 1881 chirurgien du Bureau Central et au concours de 1883 nommé premier à l'agrégation. Depuis 1889, nommé chirurgien à l'Hôpital des Enfants assistés, il s'est consacré plus particulièrement à la chirurgie infantile et à l'orthopédie. Auteur, avec Bouilly, Peyrot et Reclus, du Manuel de Pathologie externe. A rédigé le tome II de ces ouvrages relatif aux maladies de la tête et du rachis. Dans le récent traité de chirurgie de Duplay et Reclus, a publié les *Maladies du Rachis et les Maladies des membres* comprenant près d'un volume entier de ces ouvrages. A publié, en outre, un volume de leçons cliniques sur les maladies de l'*Appareil locomoteur*. Enfin, depuis 1850, a fondé la *Revue de l'Orthopédie* très connue en France et à l'étranger. Membre de la Société chirurgicale. Chevalier de la Légion d'honneur.

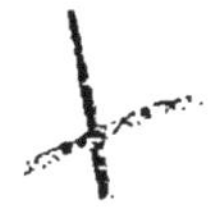

Dr KLEIN (Lazare)

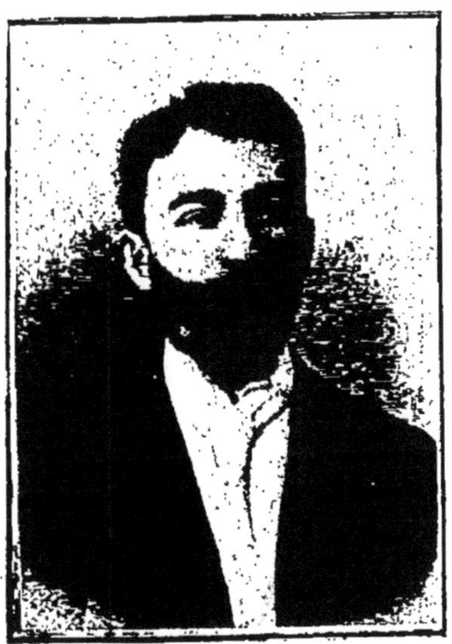

Gerschel.

Né à Balystock (Russie) en 1861. — Ancien interne des asiles de la Seine (concours 1885). A fait une thèse remarquable sur les *idées de grandeur dans les maladies cérébrales*. A publié des monographies sur l'origine et la pathogénie de certaines idées délirantes dans la paralysie générale progressive ; sur deux cas de méningite tuberculeuse, guéris avec présentation des malades. Sur un cas extrêmement rare d'anévrysme intracrânien avec bruit à l'auscultation du crâne, présenté à l'Académie de médecine. Parle la plupart des langues européennes, (Russe, Allemand, Anglais, Espagnol, Italien), etc.

Dr LABADIE-LAGRAVE

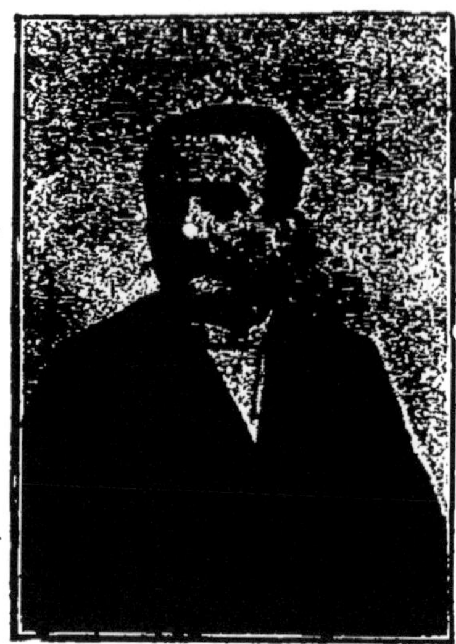

Ogerau

Un de nos plus éminents praticiens. Né à Nérac, le 16 août 1844. — Interne des hôpitaux en 1868. Premier prix, médaille d'argent au Concours des Internes en 1869. Docteur en 1873. Lauréat du prix des Thèses ; Lauréat de l'Académie de Médecine (prix Godard) en 1872. Chirurgien aide-major des ambulances volontaires (siège de Metz), chirurgien en chef des ambulances de Vendôme. Campagne de la Loire 1870-71. Membre : de la Société anatomique de Paris, de la Société d'anthropologie, de la Société clinique (secrétaire), de la Société médicale des hôpitaux ; membre correspondant des Académies de Médecine de Bruxelles et de Rio-de-Janeiro ; de la Société neurologique de New-York. Ancien rédacteur de la *Médecine Moderne*, de la *France Médicale*, de la *Gazette hebdomadaire*, de la *Revue des Sciences médicales*, de la *Semaine gynécologique*, collaborateur de la *Revue Internationale de Thérapeutique*. Parmi ses travaux très importants, citons : Étude sur la *Dysménorrhée membraneuse*, couronnée par l'Académie de Médecine. *Complications cardiaques du Croup et de la Diphtérie* (Thèse de Doctorat récompensée par la Faculté de Médecine). Des traités sur les maladies des *Reins*, du *Foie*, du *Sang*. Et enfin, un Traité de *Gynécologie médicale*.

Dr LADREIT de LACHARRIÈRE

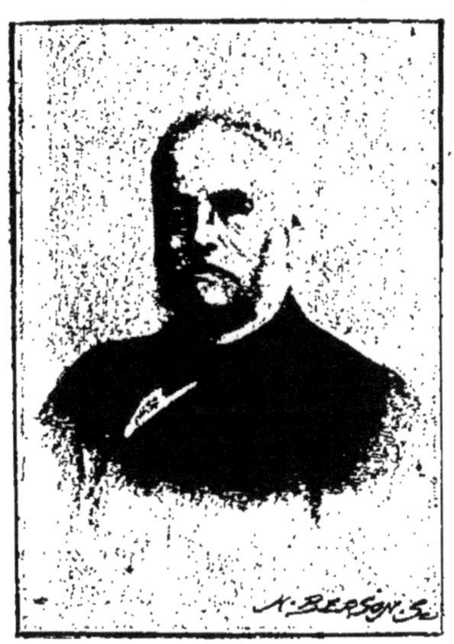

Pierre Petit.

Né le 4 août 1833 à Privas. — Interne des hôpitaux de Paris en 1856. Lauréat de la Société de Chirurgie ; médecin en chef de l'Institution nationale des sourds-muets de Paris. Créateur et médecin en chef de la Clinique Otologique. Ancien président de la Société de médecine de Paris ; vice-président de la Société de médecine légale. Créateur des *Annales des maladies de l'oreille et de Larynx*.

A fait de nombreuses publications sur les maladies de l'oreille, la surdité et la surdi-mutité. Officier de la Légion d'honneur.

Profes^r^ LANDOUZY (L)

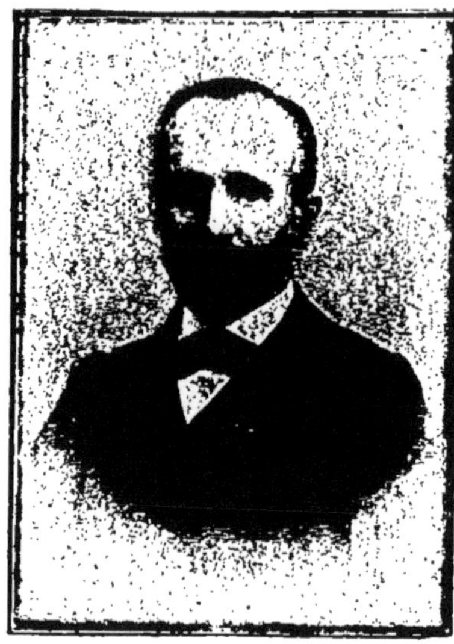

Nadar.

Né à Reims en 1845. — Fils et petit-fils de médecins. Commença ses études à l'Ecole de Médecine de Reims. Vint en 1867 à Paris et fut nommé successivement, par concours : externe des hôpitaux (1867), interne (1870), chef de clinique à la Faculté (1877). Médecin des hôpitaux (1879). Agrégé de la Faculté de Médecine (1880), quatre ans après avoir été reçu docteur. Depuis sept ans, médecin de l'hôpital Laënnec où il fait de l'enseignement de clinique générale. Il a été nommé, en 1893, professeur de Thérapeutique à la Faculté de Médecine de Paris, et en 1894, membre de l'Académie de Médecine dans la section de Pathologie médicale. Entre temps, lauréat de la Faculté de Médecine, de l'Académie de Médecine et de l'Institut ; l'un des directeurs de la *Revue de Médecine* et de la *Presse médicale*. Parmi ses publications originales, nous citerons ses travaux sur les *Paralysies et les Convulsions liées aux Meningo-encéphalites corticales. Les Paralysies dans les maladies aiguës. Les atrophies musculaires. La Tuberculose du premier âge. Les fièvres bacillaires prætuberculeuses à forme typhoïde*, etc., etc. Outre l'enseignement clinique fait à l'hôpital Laënnec, le docteur Landouzy professe à la Faculté de Médecine. Ses travaux et son enseignement surtout cliniques, orientés vers la pathologie générale, vers la pathogénie des maladies, ont éclairé bon nombre de points de la pathologie, et cela, aussi bien de la pathologie infantile que de la pathologie nerveuse, que de la pathologie pulmonaire, que de la pathologie cardiaque, que de la pathologie des affections diathésiques et générales.

Dr LARAT (Jules)

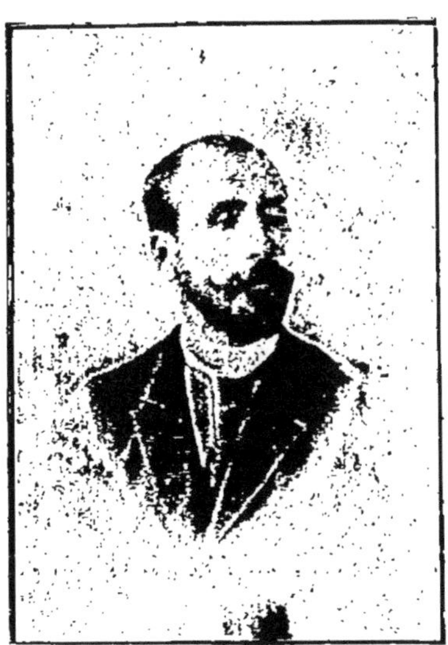

Né à Nontron, en 1857 (Dordogne). — Docteur en médecine de la Faculté de Paris, s'occupe spécialement d'électricité médicale. Ancien chef de clinique de Boudet, de Pâris et de Dumesnil. Chef du service d'électrothérapie de l'hôpital des enfants malades. Rédacteur en chef de la *Revue d'Electrothérapie*. A publié un grand nombre de mémoires sur l'électricité appliquée à la médecine et un *Précis d'Electrothérapie*, avec préface du professeur Gariel, qui est parmi les publications de ce genre, l'une de celles qui ont le mieux fait connaître aux jeunes générations médicales, les ressources qu'on peut attendre de l'électricité judicieusement appliquée.

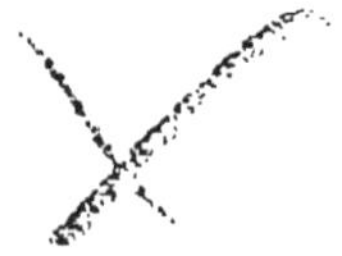

Dr LEGRAND (Louis)

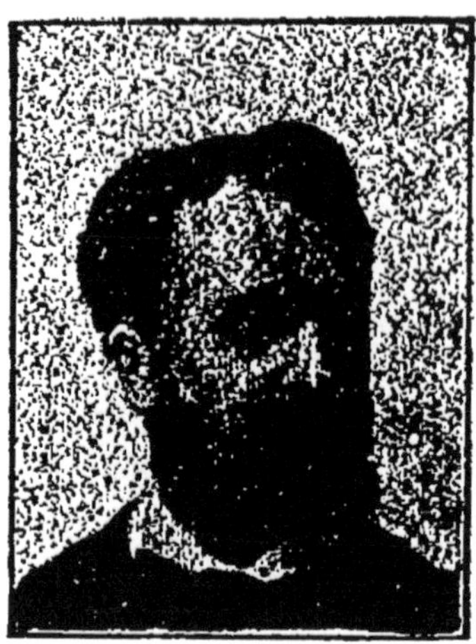

Né à Montauban (Tarn-et-Garonne), le 16 août 1854. Après de fortes études thérapeutiques, se fait recevoir docteur en médecine en 1886, avec une thèse sur : *Essai sur la syphilis conceptionnelle*.

S'est adonné exclusivement au traitement médical des maladies utérines. Continuateur de la méthode du docteur Laforgue, avec les pansements continus faits par la malade elle-même. Les consultations en son cabinet de la rue Cadet sont fort suivies.

Dr LEGROS (N)

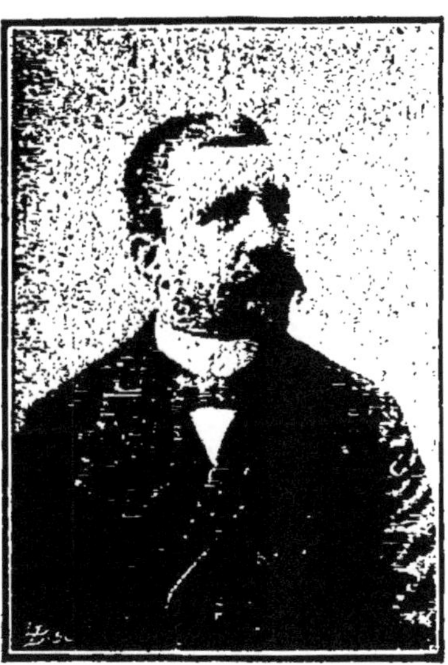

Pirou, boul. St-Germain.

Né à Reny-sur-Ource (Côte-d'Or), en 1852. Reçu le premier au concours de l'Internat en pharmacie des hôpitaux de Paris en 1874. Après avoir exercé la médecine pendant cinq ans dans son pays natal, il revint à Paris pour s'adonner aux sciences pharmaceutiques. Il spécialisa les granules de Fowler et de Baumé, perfectionna les topiques vaginaux pour le traitement des métrites. (Pericols ichthyolis et iodures.)

Dr LÉON-PETIT (E.-P.)

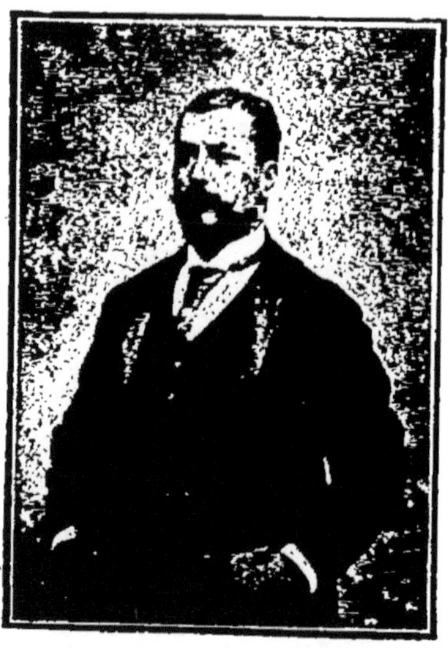

Barenne

Né à Orléans, le 7 novembre 1854. — Docteur en médecine de la Faculté de Paris en 1881. — Médecin en chef de l'hôpital d'Ormesson et secrétaire général de l'Œuvre des Enfants tuberculeux dont il est un des principaux promoteurs. A produit un grand nombre de travaux sur la tuberculose, dont le principal est : *Le Phtisique et son traitement hygiénique*, où il relate ses impressions de voyage dans les principaux Sanatoria d'Europe, à la suite des missions qui lui ont été confiées par le Ministère de l'Intérieur. Très versé dans les questions d'assistance et de philanthropie, le docteur Léon-Petit est délégué du Ministre de l'Intérieur pour le contrôle général dans toute la France, des services d'assistance médicale. Conférencier de premier ordre, il met son remarquable talent de parole au service des œuvres de bienfaisance et ses chaleureux plaidoyers en faveur des phtisiques pauvres ont puissamment contribué au succès de l'Œuvre des Enfants tuberculeux qu'il administre avec un dévouement et une compétence hors de pair. Lauréat de l'Académie de Médecine et de l'Institut ; officier de l'Instruction publique, le docteur Léon-Petit occupe une situation considérable dans le monde de la bienfaisance où ses études sur les questions sociales pratiques font autorité

Dr LERICHE (Pierre-Joseph-Léon)

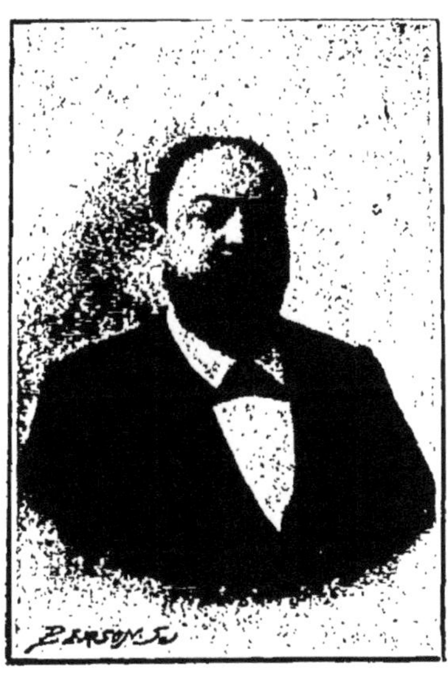

Courtheoux & Cie

Né à Arnay-le-Duc (Côte-d'Or), le 25 septembre 1859. Fit ses études médicales à Paris. Externe des hôpitaux en 1883. Passa sa thèse en 1888, sur *Les anévrysmes artérioso-veineux*.

Rédacteur médical à la *République française*, à l'*Univers Illustré*, à la *Gazette des Eaux*, etc.

Officier d'Académie.

Dr LEROUX (Ange-Henri-Charles)

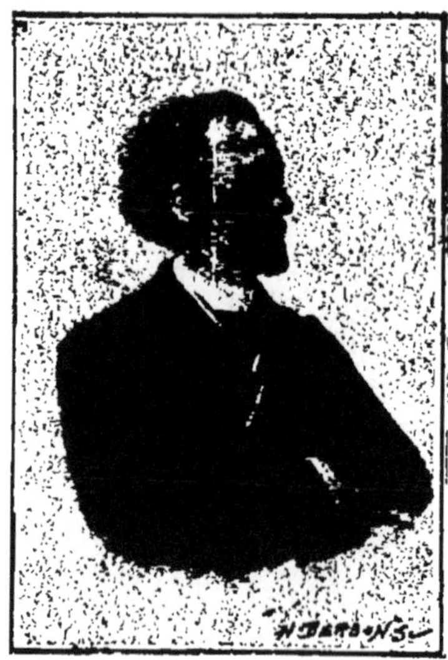

Clément Maurice

Né à Paris, le 28 mars 1853. — Interne en médecine et en chirurgie des hôpitaux de Paris, de 1876 à 1879. A obtenu en cette qualité une médaille de bronze. Docteur et lauréat de la Faculté (médaille d'argent) en 1880, avec une thèse sur les *Amputations et les résections chez les phtisiques.* Nommé en 1886 médecin en chef du dispensaire Furtado-Heine. Après avoir été médecin délégué du service des épidémies (il reçut à ce titre une médaille du Ministère de l'Intérieur pour services rendus en temps de choléra) et médecin attaché au service de l'Exposition Universelle de 1889, le docteur Leroux est devenu secrétaire de l'Œuvre nationale des hôpitaux marins pour le traitement des enfants scrofuleux - tuberculeux, et professeur à l'Union des Femmes de France. Il est de plus, membre de la Commission consultative de l'Asile national du Vésinet. Parmi ses très nombreuses publications, citons : *De l'emphysème pulmonaire et de la phtisie fibreuse chronique. Mémoire sur le paludisme congénital et sur le rôle de l'hérédité dans l'étiologie du paludisme infantile. De l'assistance médicale dans les dispensaires d'enfants. L'Assistance maritime des enfants et les hôpitaux marins*, etc. Officier d'Académie. Chevalier de la Légion d'honneur.

Dr LETIENNE (Auguste)

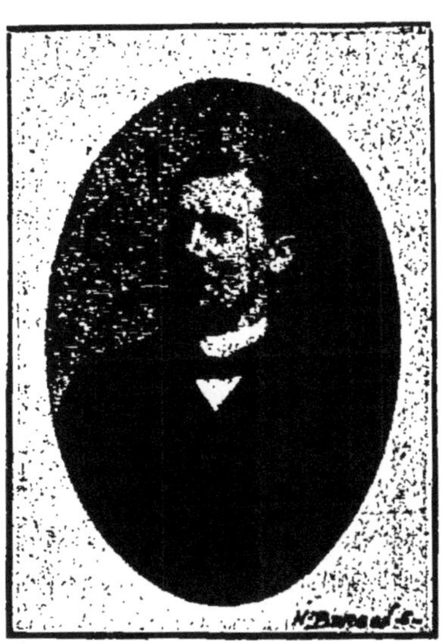

Né à Carvin-Epinoy (Pas-de-Calais), le 14 octobre 1860. Fit ses études à Paris. Externe des hôpitaux en 1884. Interne en 1888. Passa, en 1891, sa thèse sur : *La Bile à l'état pathologique.* (Etude physique, micrographique et bactériologique.) Ancien préparateur à la Faculté de Paris. Médecin-adjoint au chemin de fer du Nord. Principaux travaux : *Sur la lithease biliaire.* — *Les Kystes hydatiques.* — *Divers points de la pathologie hépatique.* — *Sur le goître exophthalmique.* — *L'Urologie et la goutte.*

Dr LEVINÇON

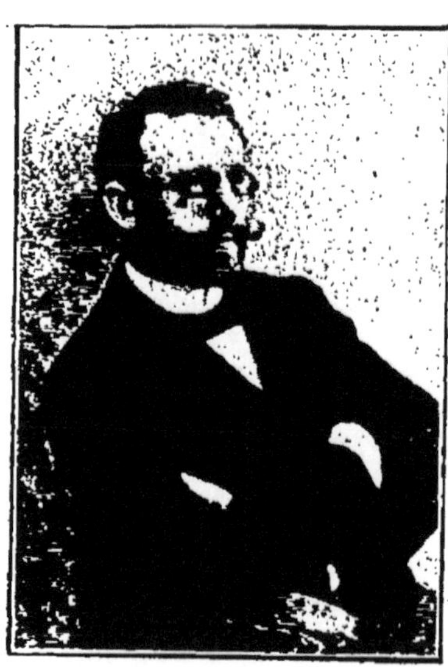

Ancien interne et puis chef de clinique du docteur Fano, professeur agrégé de la Faculté de médecine de Paris, auquel il a succédé, le docteur Levinçon s'est adonné spécialement à l'ophtalmologie. Il y a debuté par un travail de maître : *Etude clinique, bactériologique et critique des maladies des voies lacrymales*, apprécié tant en France qu'à l'étranger. A publié plusieurs travaux sur le traitement médical du strabisme, sur l'amblyopie alcoolique, etc. Membre de plusieurs Sociétés savantes. Rédacteur en chef du *Journal d'oculistique et de chirurgie* et médecin en chef de l'Institut Ophtalmologique et Chirurgical, 123, boulevard Magenta.

Dr LUCAS-CHAMPIONNIÈRE (Just.)

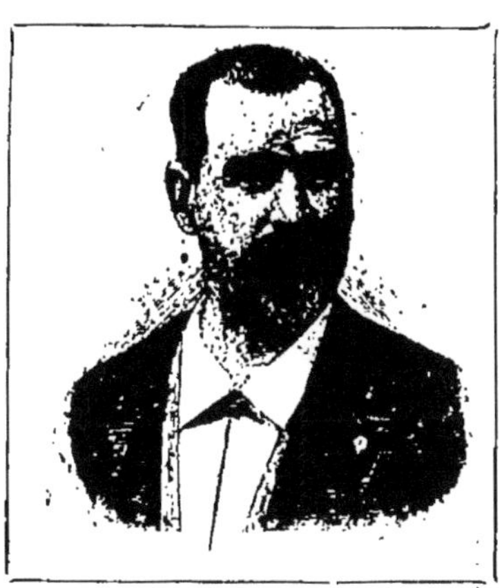

Paris-qui-Passe

Né à Saint-Léonard (Oise), le 15 août 1843. — Un de nos plus grands chirurgiens. Docteur en 1870, il fit la campagne dans une ambulance de la Société de Secours aux blessés. Chirurgien des hôpitaux de Paris en 1874, il fut successivement de la Maternité, de Cochin, de l'hôpital Tenon, de Beaujon, où il est actuellement. A trouvé le procédé pour faire disparaître la fièvre puerpérale chez les accouchées et a démontré la valeur de la chirurgie antiseptique par des statistiques d'opérations qui passaient pour les plus téméraires. Président de la Société de chirurgie, membre de l'Académie de Médecine, membre d'un très grand nombre de Sociétés étrangères. Sa réputation est universelle. Ses travaux sont classiques, surtout ceux qu'il a consacrés à la trépanation du crâne et à la cure radicale des hernies. L'un des présidents de la section chirurgicale au dernier Congrès international de Rome. Ses ouvrages sont très nombreux. Citons : *Lymphatiques utérins et lymphangite utérine. Chirurgie antiseptique. Traitement des fractures par le massage*, etc., etc. Officier de la Légion d'honneur.

Dr MARCHANDÉ

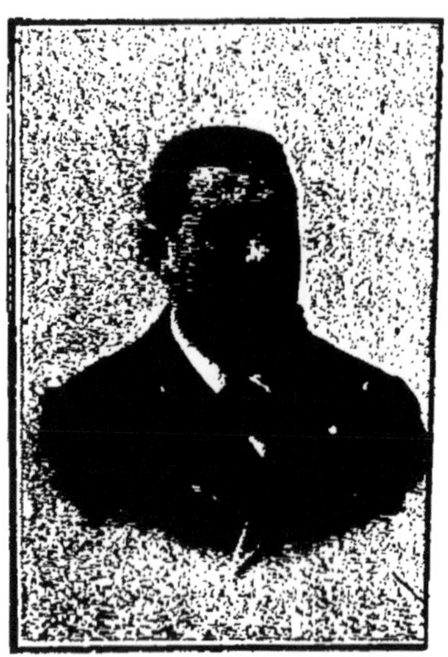

Camus

Né à Troyes, le 25 juin 1854. Fit ses études à Paris et passa, en novembre 1879, sa thèse sur l'*arthrite suppurée du genou*. Vice-président de la Société odontologique de France; dentiste de l'hôpital de la Pitié ; examinateur désigné pour les examens cliniques des candidats au diplôme de chirurgien dentiste. Collabore à plusieurs journaux de médecine. Officier de l'Instruction publique.

Dr MEIGE (Gilbert-Joseph-Achille)

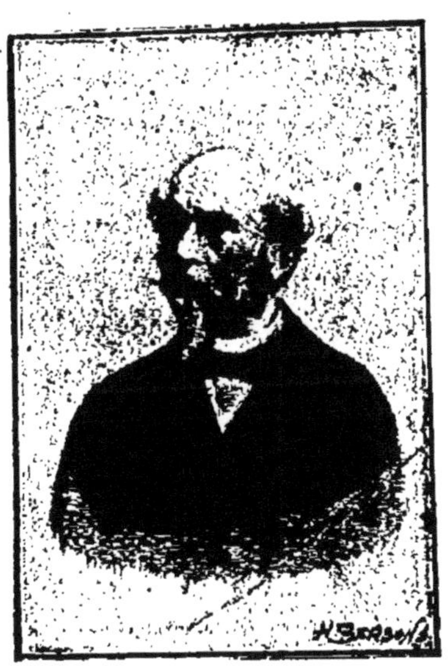

Pirou, boul. St-Germain.

Né à Montmavault (Allier). Fit ses études à Paris et y passa sa thèse en 1851 : *Du traitement des anévrysmes par l'électro-poncture.*

Médecin pricipal en retraite. Chevalier de la Légion d'honneur.

Dr J. de MELLO-VIANNA

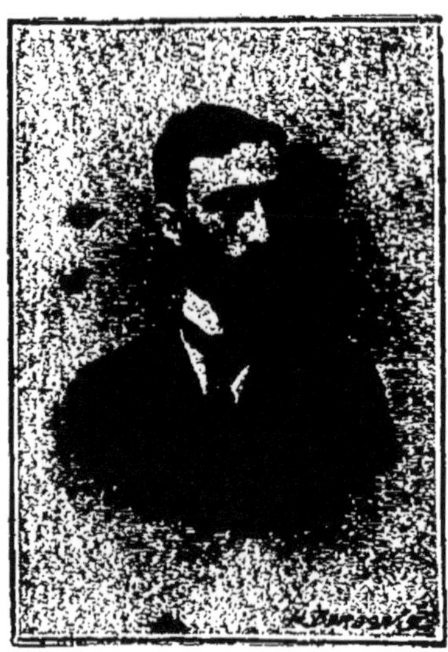

Vallois

Né à Saint-Louis (Brésil) en 1860. Venu à Paris pour y faire des études médicales, il reste cinq ans à la Faculté et dans les meilleurs services des hôpitaux. Elève de Peter, Tillaux, Panas et Déjerine. Puis, pendant deux ans, chef de clinique ophtalmologique de Wecker. En 1893, la Faculté de médecine lui décerne une médaille pour sa thèse fort remarquable, sur les *Paralysies des muscles de l'œil*. Membre de plusieurs Sociétés scientifiques françaises et étrangères; délégué en 1895 à la conférence sanitaire de Paris, avec les professeurs Proust, Brouardel, etc. Auteur de nombreuses publications sur la chirurgie oculaire, les affections nerveuses, etc. Vient de publier un grand ouvrage sur l'*ophtalmologie française* avec préface du professeur Panas et prépare une suite d'études sur les cliniques chirurgicales de l'étranger, qu'il a plusieurs fois visitées.

Dr MÉNE (Edme-Edouard)

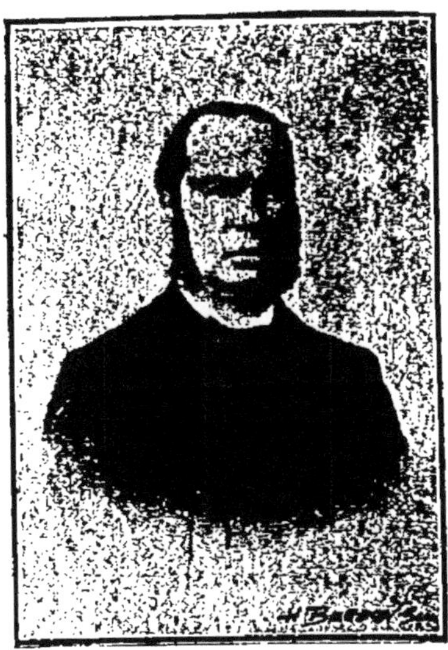

Philippon

Né à Paris-Vaugirard. — Médecin de la maison de santé des frères Saint-Jean-de-Dieu, de la rue Oudinot, depuis 1872. Membre honoraire du Conseil d'administration de la Société d'Acclimatation. Ancien président de la Société des Etudes Japonaises-Chinoises et Indo-Chinoises en 1886. A publié sur les *Productions végétales du Japon* des travaux qui lui ont valu, en 1882 et en 1886, les deux grandes médailles d'or de la Société d'Acclimatation et en 1894 la Croix de Commandeur de l'Ordre du Trésor Sacré du Japon. Officier de la Légion d'honneur et de l'Instruction publique.

Dr MÉNIÈRE (Emile)

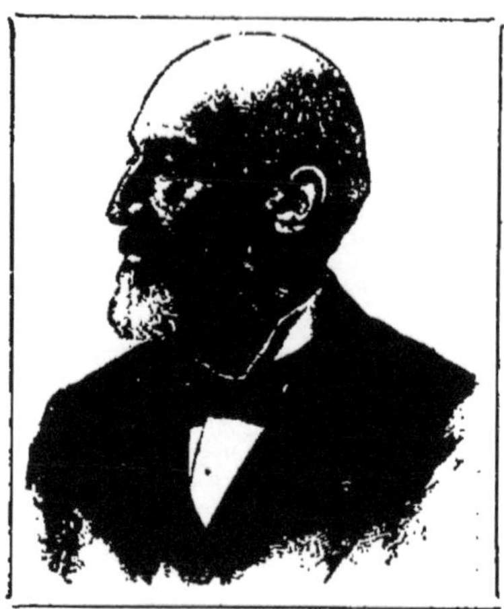

Paris-qui-Passe

Né à Paris, le 27 novembre 1839. — Petit-fils, par sa mère, de Becquerel, le grand physicien, fils du savant Prosper Ménière, médecin en chef des Sourds-Muets, célèbre par ses travaux sur le vertige labyrinthique (maladie de Ménière) et par sa situation de médecin de la duchesse de Berry en 1833, qui lui permit de publier des volumes d'un intérêt considérable. Emile Ménière, auquel il a laissé cet héritage de travail et d'honorabilité, passe en 1868 sa thèse sur les *Affections de l'oreille*. Engagé dans les ambulances en 1870. Décoré de la Légion d'honneur pour les services qu'il rendit. Médecin auriste de la Compagnie P.-L.-M., du dispensaire Furtado-Heine, de la Compagnie de l'Ouest, des maisons d'éducation de la Légion d'honneur, fondateur du dispensaire otologique. Deux fois délégué par le Ministère de l'Instruction publique à des Congrès otologiques. Médecin-adjoint des Sourds-Muets de Paris. Président de la Société d'otologie de Paris. A publié des travaux et des observations dont la liste serait considérable à reproduire. Vient de publier un *Manuel d'otologie clinique* qui est le résultat de plus de 27 ans de pratique. Officier de la Légion d'honneur.

Dr MILLEE (Ernest)

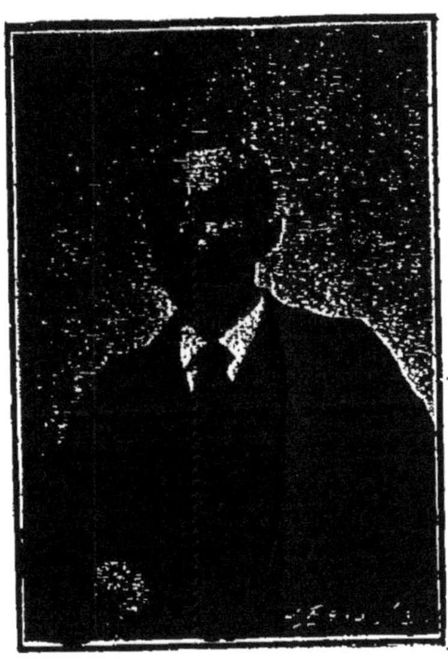

Un de nos oculistes les plus distingués. Né à Chaumont (Haute-Marne), le 13 décembre 1856. — Après de très bonnes études médicales au cours desquelles il fut successivement externe des hôpitaux de Paris, puis interne ; au concours, à l'Hôtel-Dieu de St-Denis, il débuta dans la médecine générale à Cabourg-Houlgate. Il s'y fit très rapidement une belle situation, et ses nombreux clients, amis pour la plupart, regrettent que sa santé ne lui ait pas permis de rester au bord de la mer. En 1888, il revient à Paris et s'adonne à l'étude des maladies des yeux. Il fut successivement chef de clinique du docteur Galezowski, assistant du docteur Trousseau à la clinique nationale des Quinze-Vingts et oculiste-adjoint de la fondation Isaac Péreire. Son tempérament d'artiste et sa grande habileté manuelle ne tardèrent pas à en faire un de nos plus habiles opérateurs, en même temps que le grand nombre de malades qu'il voit chaque jour, en faisait un de nos meilleurs cliniciens. Inventeur de plusieurs instruments de chirurgie spéciale ou d'appareils pour la vision. Il est également l'auteur de plusieurs publications estimées sur les maladies des yeux.

Dr MONOD (Charles-Edmond)

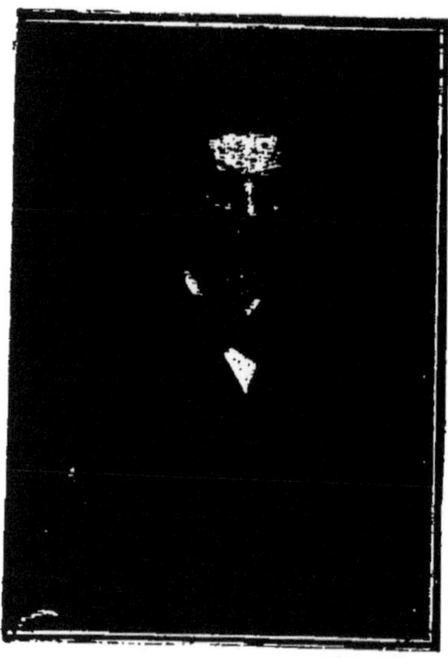

Pierre Petit

Fils du docteur Gustave Monod, le docteur Charles Edmond Monod, membre de l'Académie de Médecine, naquit à Paris, le 26 septembre 1843. — Externe, puis interne des hôpitaux (1867-68), il devint docteur et lauréat de la Faculté de Paris en 1873 avec une thèse intitulée : *Etude sur l'angiome simple sous-cutané circonscrit.* Chef de laboratoire à l'Hôpital des cliniques en 1874, il devint l'année suivante agrégé de chirurgie à la Faculté. Chirurgien des hôpitaux depuis 1877, et notamment des Incurables d'Ivry (de 1882 à 1887), puis de St-Antoine, où il exerce encore ; le docteur Monod a su acquérir dans l'enseignement comme dans la pratique de son art une réputation bien assise. Ses conférences de pathologie chirurgicale et d'histologie pathologique à l'hôpital des cliniques, ses conférences cliniques à Necker et à St-Antoine ont été et sont toujours des plus suivies. Il a publié de nombreuses études dont la plupart ont été très remarquées. Président de la Société de chirurgie ; membre des Sociétés anatomique, d'anthropologie, de médecine et d'hygiène publique, il fait également partie de l'Association française pour l'avancement des sciences et de l'Association française de chirurgie. Chirurgien de la maison de santé des Diaconesses et de l'Hôpital protestant pour hommes, de Neuilly. Chevalier de la Légion d'honneur.

Dr MORA (Alfred)

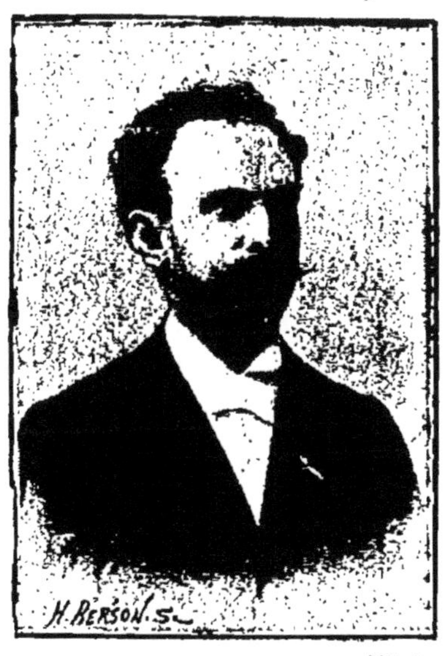

Walery

Né à Ambléný (Aisne). — Elève du professeur Hayem. A publié une thèse très étudiée sur *les digestions gastriques et les régimes alimentaires.* Traite spécialement les maladies de nutrition et les tumeurs malignes. A publié en 1896 un traité de Physiologie mécanique : *L'homme*, qui est le premier ouvrage complet sur cette matière. Médecin de l'hôpital-dispensaire de XIXe arrondissement. Officier d'académie.

Dr MOSES

Né à St-Quentin (Aisne), le 12 octobre 1864. — Fit ses études à la Faculté de Paris et passa au mois de juillet 1892, sa thèse : *La méthode sacrée et son application aux cancers et rétrécissements du rectum.*

Dr MOURRET (Adolphe)

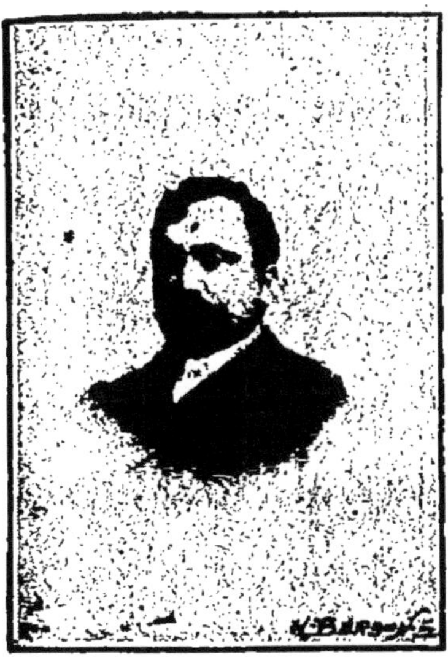

Sauvanaud

Né à Tarascon (Bouches-du-Rhône), le 8 décembre 1857. A fait dans sa jeunesse un voyage en Arabie avec les pélerins musulmans d'Algérie et de Tunisie, qu'il connaissait bien, ayant passé deux ans dans les hôpitaux de la province d'Oran. Fils et frère de médecins, docteur en médecine, ancien interne des hôpitaux de St-Denis et du Havre. A soutenu une thèse remarquée et publié une étude sur la *Tuberculose ano-rectale*. Installé à Bray-sur-Seine depuis l'année 1887, il s'est acquis rapidement une situation de chirurgien et de médecin qui a dépassé les limites de son canton. Médecin-inspecteur des nourrissons. S'est fait remarquer pendant une épidémie de croup où il eut occasion d'opérer avec succès de nombreux enfants. Grande franchise d'allures et ardeur toute méridionale. A installé un dispensaire pour les indigents. Depuis six ans, le docteur Mourret est installé à Paris où il s'occupe des maladies des femmes et des enfants. Il a même imaginé un appareil très ingénieux : *Le panseur gynécologique* pour permettre ux femmes de se panser elles-mêmes.

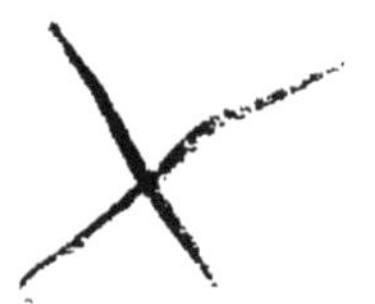

Dr MOUTIER (Louis-Alexandre)

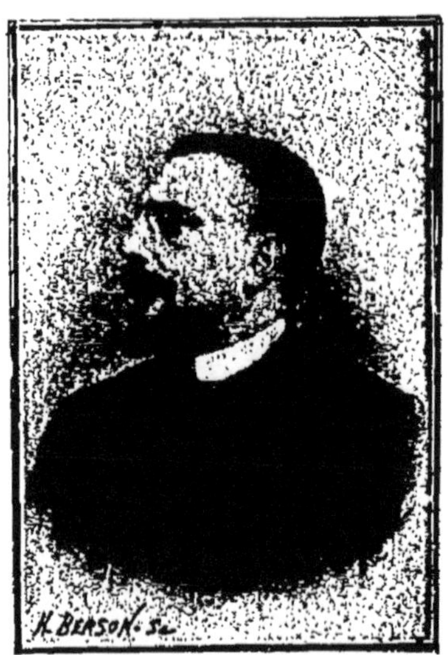

Berthaud.

Né à Paris le 21 juillet 1857. — Fils du professeur S. Moutier. S'occupe d'électricité médicale et de gynécologie conservatrice. Dirige depuis sa fondation le dispensaire clinique de la mutualité maternelle. Médecin inspecteur des enfants du premier âge, membre de diverses commissions administratives, vice-président de la Société médicale du Louvre. Membre de la Société française d'électrothérapie, de la Société médico-chirurgicale, etc.

Dr MOYNIER (Eugène)

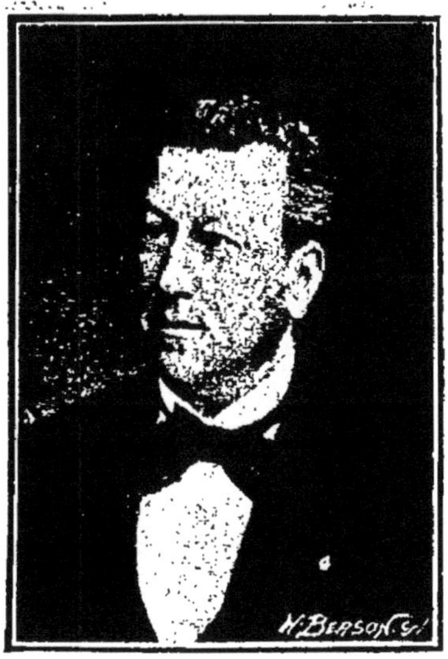

Truchelut.

Né à Paris le 22 juin 1827. Fils du docteur Joseph Moynier. Fit ses études universitaires au collège Bourbon et ses études médicales à l'Ecole de médecine de Paris. Passa en 1855 sa thèse. Sujet : *La Chorée*. Interne en 1850; chef de clinique de Trousseau, à l'Hôtel-Dieu, le docteur Moynier se signala par de nombreuses publications sur le croup, la trachéotomie, la rougeole, la scarlatine, etc. Le docteur Moynier est chevalier de la Légion d'honneur; commandeur d'Isabelle, du Nicham, chevalier de Léopold, de la Couronne, etc.

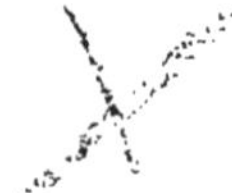

Dr OULMONT (Paul)

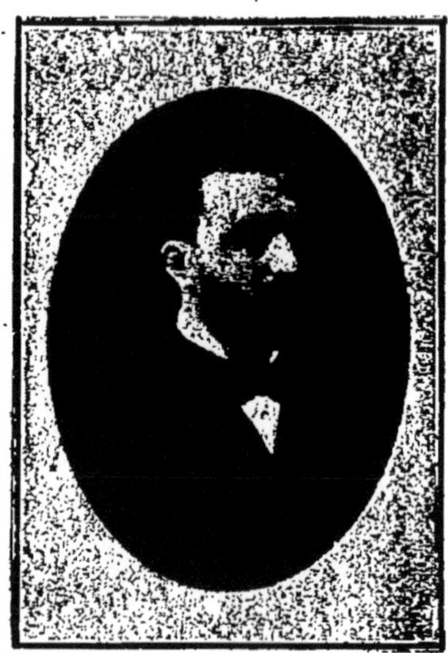

Nadar.

Interne des hôpitaux de Paris en 1873. — Lauréat des hôpitaux (Méd. d'argent) 1877. Docteur en médecine, 1878. Lauréat de la Faculté de Médecine, chef de clinique de la Faculté de Médecine en 1880. Médecin des hôpitaux en 1884. Médecin de l'asile de la Rochefoucauld, puis de l'hôpital Tenon, actuellement de l'hôpital Laënnec. Médecin de la Cie des Chemins de fer de l'Est, de la Cie Parisienne du gaz; chargé de la consultation des maladies de l'enfance au dispensaire Isaac Péreire, à Levallois-Perret. Auteur de nombreuses publications, en particulier sur la *Pathologie nerveuse*. Chevalier de la Légion d'honneur.

Dr OZENNE

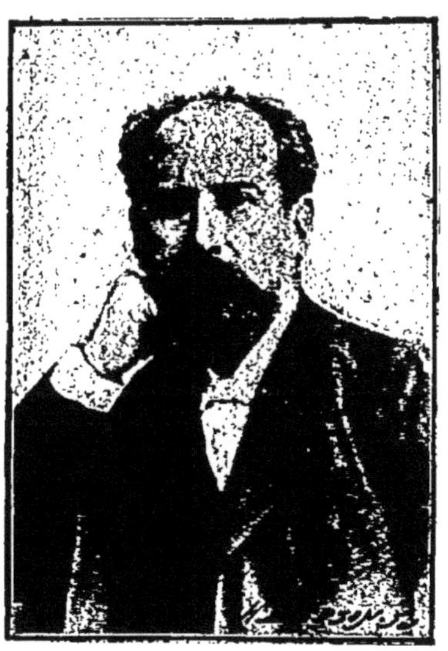

Né à Argentan (Orne). — Interne des hôpitaux de Paris en 1879. Aide d'anatomie en 1880. Chef de clinique chirurgicale à l'Hôtel-Dieu en 1885. Lauréat de la Faculté de Médecine (thèse de 1883). Elève des professeurs Siredey, Peter, Gosselin, Berger, Le Fort, Verneuil. Chirurgien de St-Lazare (Concours de 1889). Secrétaire général adjoint de la Société Médicale du IXme arrondissement. Membre de l'Association française de chirurgie, de la Société anatomique, de la Société de médecine et de chirurgie pratiques, etc. Collaborateur de la *Revue des Sciences médicales en France et à l'étranger;* du *Bulletin Médical.* Fondateur en 1895 et rédacteur en chef de la *Revue des maladies cancéreuses.* Cette revue est actuellement la seule où se trouvent centralisés les travaux ayant pour objet les maladies cancéreuses. Directeur de l'enseignement de la Section du IXme arrondissement de l'Union des Femmes de France. Parmi ses nombreuses publications, citons : *Du Cancer chez les syphilitiques. Des Kystes dermoïdes sublinguaux. Pathogénie du Tétanos. Des Hémorroïdes. De l'Hydrothérapie en gynécologie,* etc., etc.

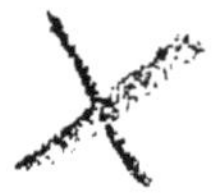

Dr PALLIER (Joannès)

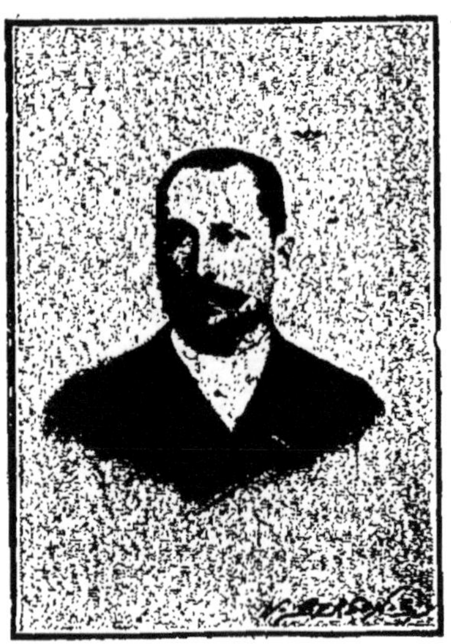

Benque.

Né à Limoges le 27 novembre 1859. — Elève de l'Ecole de médecine de Limoges dont il fut lauréat en 1re et 2me année. Externe, interne provisoire puis interne titulaire des hopitaux de Paris, de 1881 à 1888. Docteur de la Faculté de Paris en 1888, avec une thèse sur les *Perifolliculites suppurées agminées en plaques*, travail très remarqué qui fut récompensé d'une médaille de bronze par la Faculté, membre de la Société française de Dermatologie et de Syphiligraphie. Officier d'Académie.

Profes^r PANAS (Photinos)

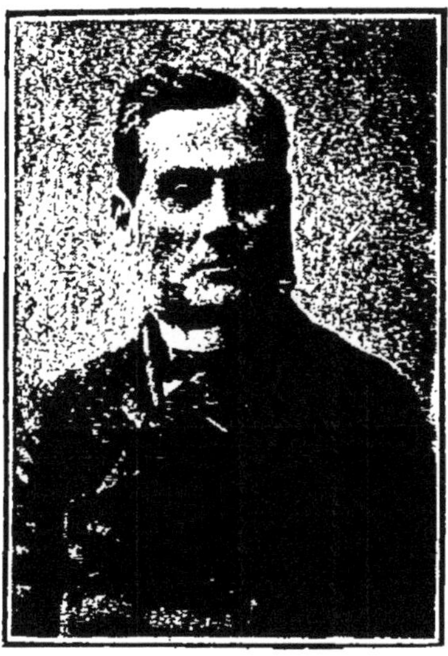

Pirou, boul. St.-Germain.

Né dans l'île de Céphalonie, en 1832. — Venu en France étudier la médecine à la Faculté de Paris, il fut reçu docteur en 1860 avec une remarquable thèse sur l'*Anatomie des Fosses nasales et des Voies lacrymales*. Naturalisé Français, le docteur Panas était en 1863 reçu agrégé avec une thèse sur les *Cicatrices vicieuses et les moyens d'y remédier*. La même année, il était nommé chirurgien du Bureau Central. Il a fait un service chirurgical dans presque tous les hôpitaux (Bicêtre, Lourcine, Midi, St-Antoine, St-Louis). En 1873, il était chargé du cours d'ophtalmologie et il publiait ses leçons sur le *Strabisme et les paralysies oculaires*. Il publiait ensuite d'autres travaux importants sur *Les affections de l'appareil lacrymal. Les maladies inflammatoires des membranes internes dé l'œil. Les Rétinites. L'anatomie pathologique de l'œil*, en collaboration avec M. Rémy. En 1879, il était nommé professeur titulaire d'ophtalmologie La même année, il entrait à l'Académie de Médecine. Ajoutons que le docteur Panas est un spécialiste de l'œil et qu'il jouit d'une renommée universelle. Chevalier de la Légion d'honneur,

Dr PÉAN (Jules-Emile)

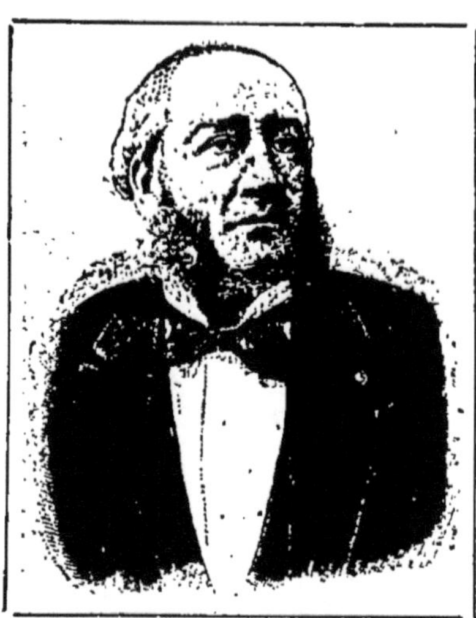

La Médecine Moderne

Né à Châteaudun (Eure-et-Loir), le 29 novembre 1830. — Porté par un goût très vif pour la médecine, il vint à Paris à 19 ans commencer ses études médicales. Reçu le premier au concours à l'Internat, en 1853 ; docteur en 1860 et prosecteur des hôpitaux. Il publiait cette même année un livre sur la *Splénotomie*, qui contient notamment une « Observation d'ablation complète de la rate », d'une grande importance. Chirurgien du Bureau Central en 1865, il passait ensuite à St-Antoine, puis à St-Louis, où il a pris sa retraite en 1892, avec 27 ans de services comme chirurgien des hôpitaux. C'est à l'hôpital St-Louis qu'il s'est surtout fait connaître par d'admirables opérations d'ovariotomie qui l'ont placé tout à fait au premier rang des grands chirurgiens. Les leçons de clinique chirurgicale qu'il a professées à cet hôpital, de 1876 à 1890, ont été publiées en deux volumes. Citons parmi ses autres ouvrages : *La Forcipressure. Du pincement des vaisseaux comme moyen d'hémostase. Diagnostic et traitement des tumeurs de l'abdomen et du bassin. Eléments de pathologie chirurgicale du docteur Nélaton.* Le docteur Péan est certainement à l'heure qu'il est le plus célèbre opérateur connu. Membre de l'Académie de Médecine. Commandeur de la Légion d'honneur.

Dr PÉRIER (E.)

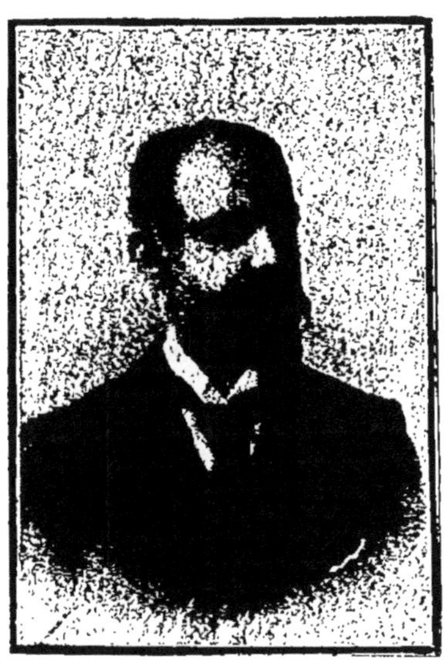

F. Malnier

Né en 1854 dans le département du Gard. — S'est acquis sous les auspices de son maître, J. Simon, une grande situation comme médecin d'enfants. Ses principaux ouvrages sont : *La Première enfance. La Seconde Enfance. L'adolescence. L'art de soigner les enfants malades. Consultations sur les maladies des Enfants. Stations médicales dans les maladies des enfants, etc.* Membre des principales Sociétés savantes de Paris : Sociétés française d'hygiène ; médico-chirurgicale ; médico-pratique, etc. Rédacteur en chef de *La médecine Infantile*.

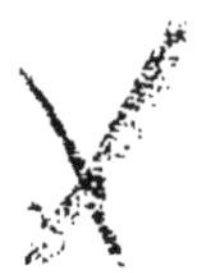

Dr PEYROT (J.-J.)

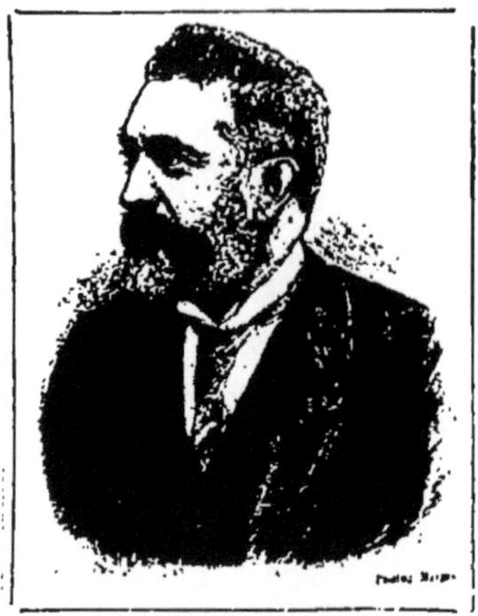

La Médecine Moderne.

Né à Périgueux, le 19 novembre 1843. — Externe en 1867; interne l'année suivante. La guerre de 1870 interrompait ses études, mais il les continuait bravement sur le champ de bataille, en prenant du service dans l'ambulance Tillaux. En 1876, il était reçu docteur avec une remarquable thèse : *Etude anatomique et clinique sur le thorax des pleurétiques et sur la pleurotomie*. L'année suivante, il était nommé prosecteur et, en 1878, chirurgien du Bureau Central. En 1880, il était reçu agrégé avec une thèse sur *L'intervention chirurgicale dans l'obstruction intestinale*. Pendant la guerre Turco-Russe, il recevait, avec le docteur Bouilly, une mission du gouvernement français, et en soignant les blessés, après Plewna, il se livrait à une étude approfondie des blessures produites par les armes à feu. Chirurgien à Lariboisière depuis 1887. Le docteur Peyrot a collaboré au *Manuel de pathologie externe des quatre agrégés*. Il a fait les *Affections du Thorax* dans le grand traité de chirurgie de Duplay. Il a fait, en outre, de nombreuses et importantes communications aux Sociétés de médecine. Président de la Société Périgourdine de Paris. Chevalier de la Légion d'honneur.

Dr PICQUÉ (Lucien)

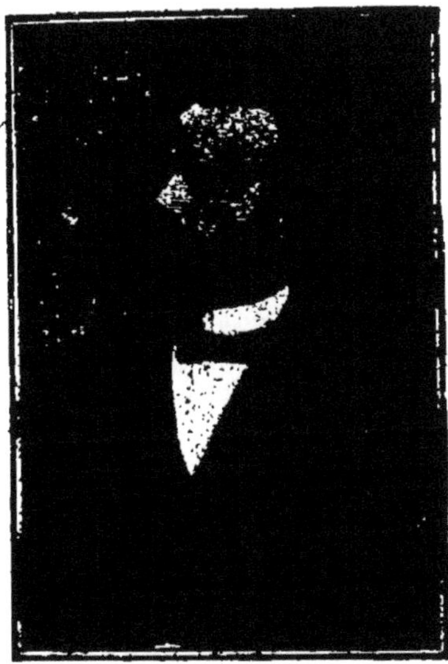

Pierre Petit

Né en 1853. — Débuta dans la médecine militaire comme attaché à l'hôpital du Gros-Caillou, à Paris, après le concours de 1877 où il avait été classé dans les premiers. Chef de clinique en 1881 dans le service du docteur Gosselin, à la Charité. Puis en 1884, chef de clinique à l'Hôtel-Dieu, dans le service du professeur Richet qui lui confia une partie de son enseignement, de 1885 à 1886. Chirurgien des hôpitaux au concours de 1887. Pendant sept ans, il fait, comme chirurgien du Bureau Central, la suppléance de son maître et ami, le docteur Pozzi. Il fut, de même, assistant de M. Périer dans son service de chirurgie générale. Depuis douze ans, chirurgien des asiles d'aliénés du département de la Seine ; depuis 1895, chirurgien titulaire des hôpitaux à l'Hospice des Ménages d'Issy, ainsi qu'à celui des Incurables d'Ivry. Actuellemenr chirurgien de la maison Dubois. Successeur du docteur Pozzi, comme secrétaire général des Congrès de chirurgie, c'est lui qui a organisé le premier congrès provincial de l'Association de chirurgie, à Lyon. Il eut, en outre, l'honneur d'accompagner MM. les Professeurs Guyon et Ollier, à Berlin, pour y représenter officiellement l'Association française de chirurgie. A publié de nombreux rapports à la Société anatomique. de 1882 à 1888, ainsi qu'à la Société de chirurgie, depuis 1888. Citons aussi des articles dans le Dictionnaire Encyclopédique et dans l'Encyclopédie internationale de chirurgie; un travail important sur les *Anomalies du développement et les maladies congénitales du globe de l'œil*, etc., etc.

Dr PIETKIEWIEZ (Valérien)

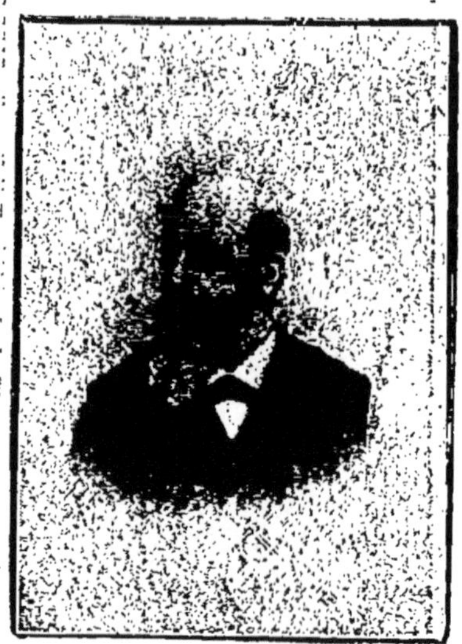

Dagron.

Né à Tours. — Aide d'anatomie et lauréat de l'Ecole de Tours (Méd. 1865. — Mention 1866). Externe des hôpitaux de Paris (Méd. 1871). Aide-chirurgien à la 5e ambulance de la Société Française de Secours aux blessés et malades des armées de terre et de mer (1870). Croix de bronze (1871). Chirurgien aide-major au 2e bataillon de la 1re légion des mobilisés de la Haute-Savoie (1870-71). Elève de l'Ecole pratique des Hautes études. Docteur de la Faculté de Paris (1876). Lauréat de la Faculté de Paris (Méd. de bronze 1876). Membre des Sociétés : d'Anthropologie, de Médecine publique et d'Hygiène professionnelle, Médicale de l'Elysée. membre fondateur et vice-président de la Société de Stomatologie. Président de la Société médicale des dentistes des hôpitaux de Paris. Dentiste de l'Hôtel-Dieu, du Lycée Saint-Louis, de l'Hospice des Quinze-Vingts, de la Clinique nationale ophtalmologique. Examinateur désigné pour les examens cliniques des candidats au diplôme de chirurgien dentiste. A publié de très nombreux travaux et collabore à la plupart des publications médicales.

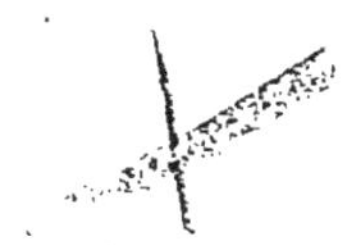

Mme EDWARDS-PILLIET (Blanche)

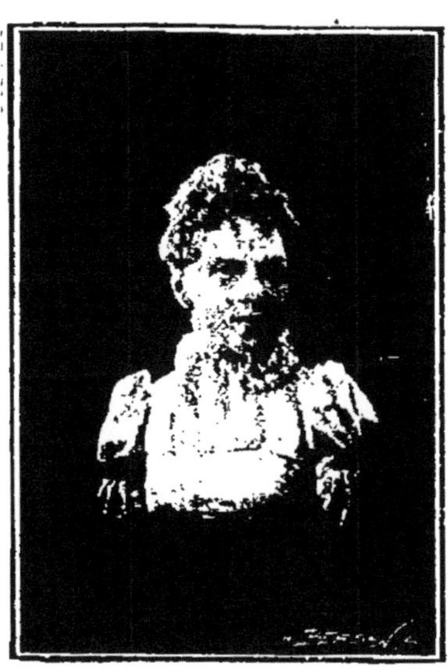

Pirou, boul. St.-Germain.

Née à Milly (Seine-et-Oise), en 1858. — Passa ses baccalauréats à la Sorbonne et fit ses études médicales à Paris. Soutint sa thèse de doctorat en 1889 sur l'*Hémiplégie dans quelques affections nerveuses (ataxie, sclérose en plaques, hystérie)*. Externe des hôpitaux en 1882. Interne provisoire aux Enfants assistés (1887) et à la Maternité (1888). Officier d'Académie, médecin de la Crèche du 1er arrondissement, du Lycée Lamartine, de l'Allaitement maternel. Professeur des Infirmières de la Ville de Paris (Ecole de la Salpêtrière). des Dames françaises, de l'Association philotechnique. Mme Edwards-Pilliet qui est la fille du docteur Edwards, médecin à Neuilly s/-Seine, a publié plusieurs ouvrages originaux sur la gynécologie, sur les maladies des nerfs et les maladies de l'enfance ; sur des sujets d'hygiène à propos desquels elle a fait des conférences. Elle s'adonne plus particulièrement aux diverses branches de la gynécologie, tant médicale que chirurgicale, et est actuellement la seule qui fasse de la gynécologie opératoire.

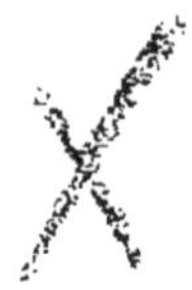

Dr PILLET (Henry-Alexandre)

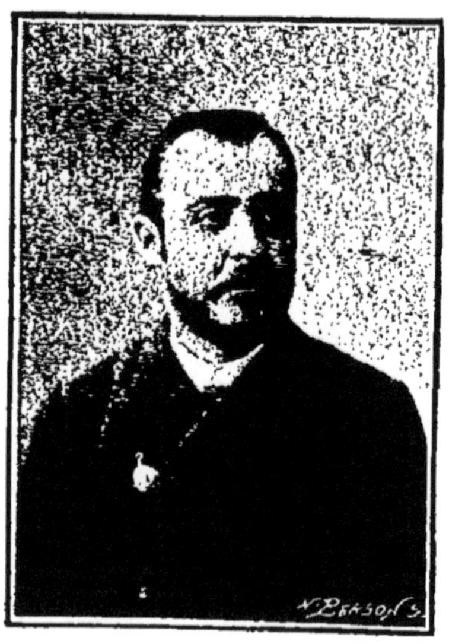

Pirou, boul. St-Germain.

Né à Paris en 1861. — Etudes médicales à Paris. Passa en 1892 une brillante thèse de doctorat. Lauréat de la Faculté de médecine, de l'Assistance publique ; ancien interne lauréat des hôpitaux ; préparateur d'histologie à la Faculté ; chef de laboratoire de la Clinique chirurgicale de la Charité ; conservateur du Musée Dupuytren. Membre des Sociétés académiques (prix Godard), d'anthropologie, de zoologie, de biologie. Professeur à l'École municipale d'infirmiers de la Salpétrière. Officier d'Académie. Auteur de très nombreux travaux d'histologie pure, d'anatomie pathologique et de clinique expérimentale.

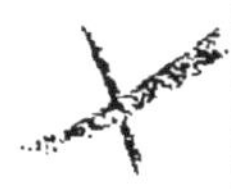

Dr PIOGEY (Emile)

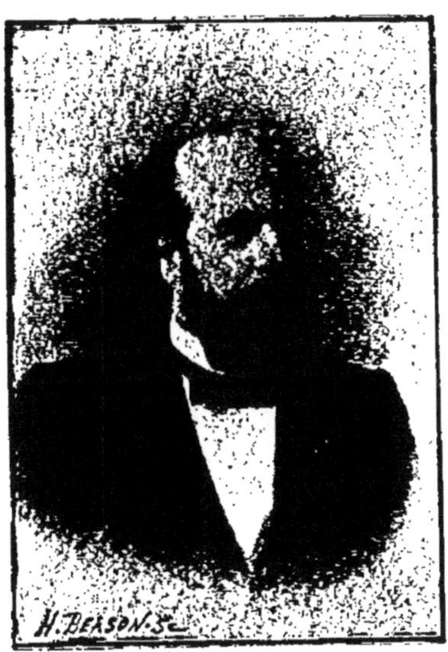

Mathieu-Deroche.

Né à Châtillon-sur-Seine le 7 juillet 1852. — Fit ses études au Collége de Châtillon. Ancien interne provisoire des hôpitaux. Passa sa thèse en 1882, sur la *Bronchopneumonie expérimentale*. Lauréat de la Faculté, ancien préparateur au laboratoire de physiologie et de pathologie expérimentales du professeur Duvignaud. Ex-médecin de l'Asile national de la Providence. Médecin des Postes et des Télégraphes. Officier d'Académie, Officier du Nicham-Iftikar, Chevalier d'Isabelle la catholique, Commandeur de l'Ordre de Bolivar. Vice-président de la Société clinique des Praticiens.

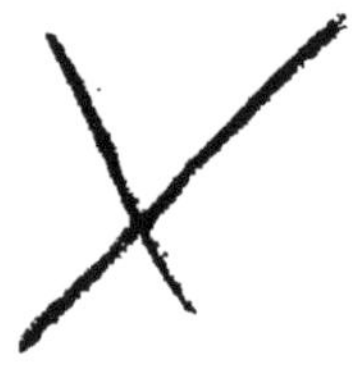

Dr POITOU-DUPLESSY

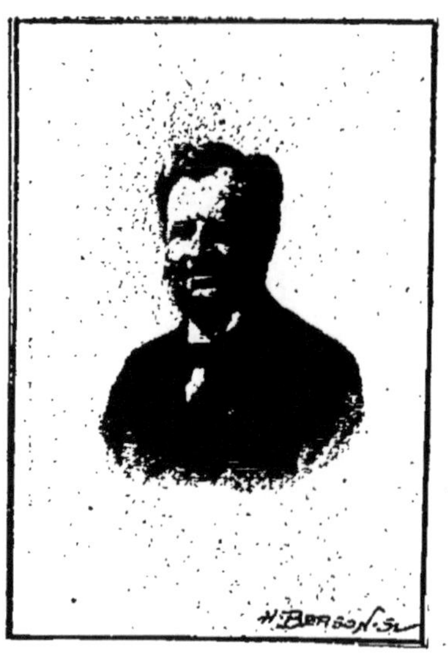

Pirou, boul. St-Germain.

Né à Paris, en octobre 1836. — Ancien médecin principal de la marine militaire, ancien agrégé des Ecoles de médecine navale et professeur d'accouchement de l'Ecole de Rochefort. Membre de la Société de médecine pratique et d'hygiène professionnelle, de la Société d'Obstétrique et de Gynécologie de Paris. Ancien président (1893) de la Société Médicale du 17me arrondissement. Vice-président (1897) du Conseil général des Sociétés médicales de Paris. A publié de nombreux travaux dans les « Archives de médecine navale (1865-1887) ». A présenté au Congrés de chirurgie (1886) un appareil pour l'*Anesthésie chloroformique*. A publié en 1892, dans les comptes rendus de la Société d'Obstétrique et de Gynécologie, les détails de son procédé d'*Anesthésie mixte par bromure d'Ethyte et chloroforme*, procédé donnant une grande sécurité pour les anesthésies chirurgicales les plus longues et appliqué également avec succès aux accouchements. Ce procédé a été adopté par plusieurs chirurgiens français et étrangers. Chevalier de la Légion d'honneur.

Dr POULAT (Louis-Charles-Henri)

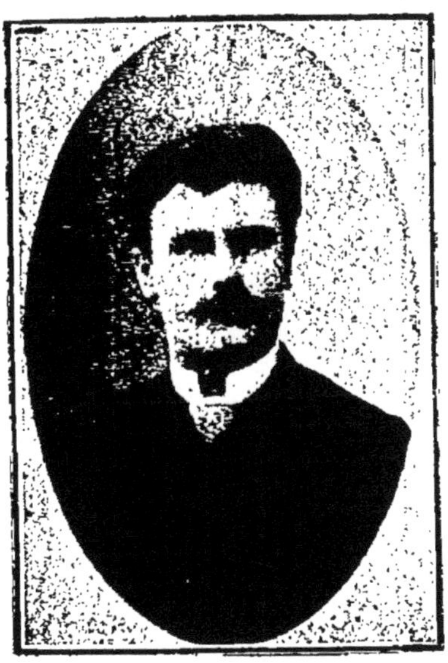

Pirou, boul. St-Germain.

Reçu docteur en 1891. — Élève de A. Desprès et du professeur Germain Sée. S'occupe spécialement des maux de gorge et des affections de poitrine. Soigne la tuberculose pulmonaire par la *médication hypodermique antiseptique*.

Sa méthode qui compte actuellement de nombreux succès est antérieure à la sérothérapie moderne appliquée au traitement de la pthisie. Elle donne les mêmes résultats que les injections de sérum simple et a droit de priorité.

Dr POZZI (Samuel)

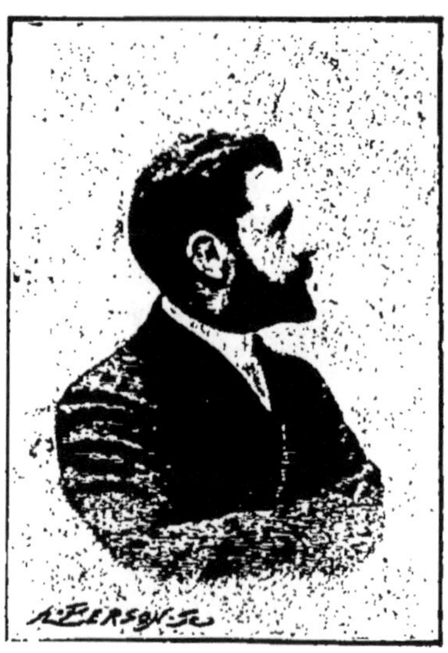

Otto

Né à Bergerac le 3 octobre 1846. — Elève de Broca. S'est adonné particulièrement aux études d'anthropologie. Professeur agrégé à la Faculté en 1875. Chirurgien du Bureau central en 1877. Attaché à l'hôpital Broca en 1883, s'appliqua à l'étude de la gynécologie et publia sur la question des travaux considérables couronnés par un magnifique *Traité de Gynécologie clinique et opératoire* qui a été traduit en toutes les langues européennes. Fondateur du Congrès Français de Chirurgie. Membre de l'Académie de Médecine. Président, en 1888, de la Société d'Anthropologie. Membre des principales Sociétés savantes de France et de l'Étranger, il jouit dans le monde entier d'une grande réputation. Officier de la Légion d'honneur.

Dr PRENDERGAST (Vincent)

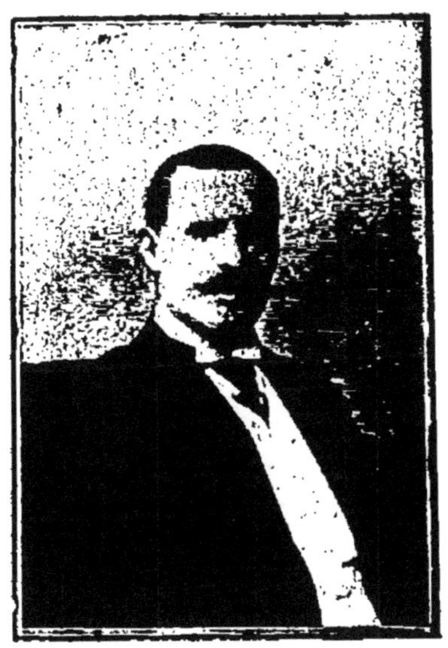

Né en Irlande en 1860. — Ancien interne des hôpitaux de Londres, docteur des Facultés de Londres, de Dublin, et de Paris en 1892. Membre du Collége Royal des Médecins de Londres.

Profes[r] PROUST (Achille-Adrien)

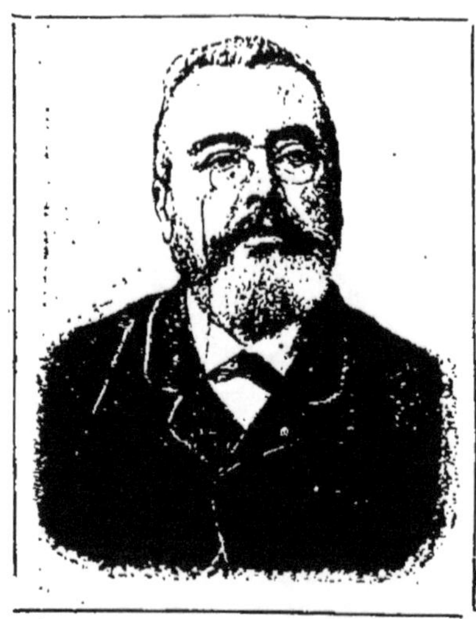

La Médecine Moderne.

Né à Illiers (Eure-et-Loir), le 18 mars 1834. — Suivit les cours de la Faculté de Paris et fut reçu docteur en 1862. Deux ans plus tard, il publiait avec M. Mayaud les conférences de clinique médicale faites à la Pitié par M. Béhier. Agrégé de la Faculté de Médecine en 1866 avec une thèse sur les *différentes formes de ramollissement du cerveau.* Parmi ses œuvres principales, citons: *L'Aphasie. Essai sur l'hygiène internationale et ses applications contre la peste, le choléra, la fièvre jaune et autres maladies épidémiques. Traité d'hygiène publique et privée. Les Eléments d'hygiène. Le choléra. Etiologie et prophylaxie.* En 1879, l'Académie de Médecine l'appelait à remplacer Tardieu dans la section d'Hygiène et de Médecine légale. Le professeur Proust est depuis 1884 inspecteur général des services sanitaires. Il occupe dans cette branche si importante de services publics, une haute situation et jouit en France et à l'étranger d'une notoriété considérable. Il n'est pas d'épidémie, pas de danger public où son intervention courageuse ne soit nécessaire. Commandeur de la Légion d'honneur.

Dr QUEUDOT (C.)

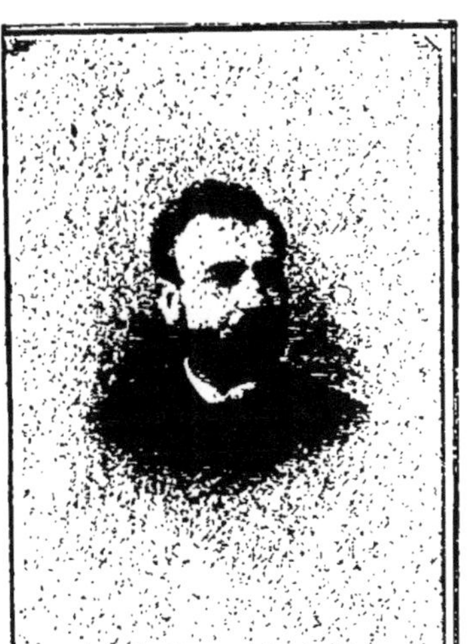

Sauvager

Externe des Hôpitaux de Paris, en 1878. Docteur de la Faculté de Paris, en 1882.

Dentiste des Hôpitaux. Professeur à l'École Odontologique. Président de la Société Odontologique.

Dr RABION (Louis-Martial)

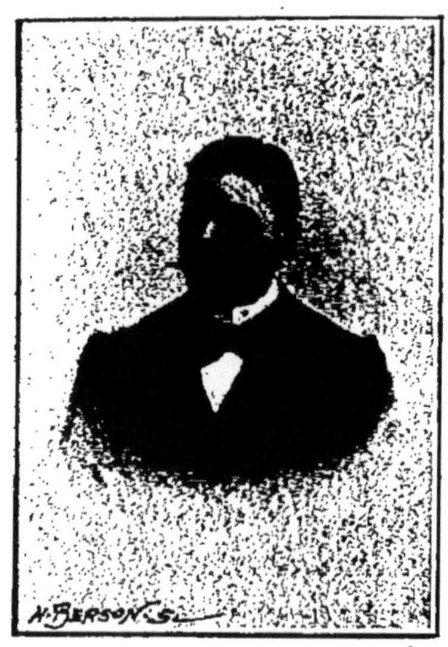

Grob.

Né à Eu (Seine-Inférieure), le 27 novembre 1857. — Fit ses études à Paris. Élève du Professeur Potain. Il passa, en 1885, sa thèse de doctorat : *Contribution à l'étude des souffles extracardiaques.*

Lauréat de la Faculté de Paris. Prix Corvisart (1881). Membre de la Société du IXe Arrondissement, du Syndicat des Médecins de la Seine, de la Société Médico-Chirurgicale. Membre de la Commission administrative des médecins de France.

Dr de RANSE (Félix-Henri)

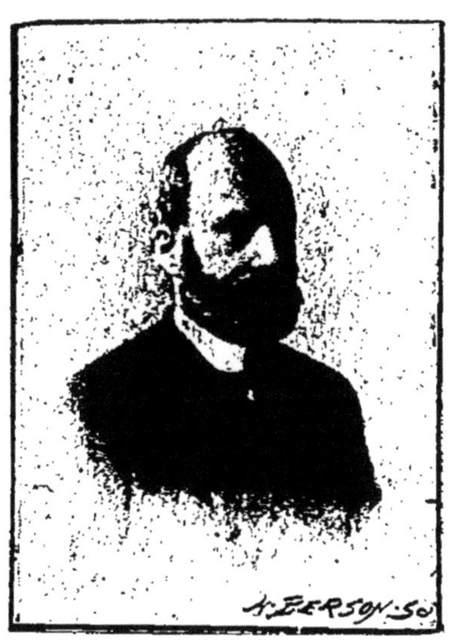

Chalot.

Né à Razimet (Lot-et-Garonne), le 12 juillet 1834. — Fit ses études à la Faculté de Médecine de Paris. En 1857, externe des hôpitaux ; en 1858-59, élève civil requis ; (fonctions d'interne) à l'Hôpital militaire de Vincennes. Passa sa thèse le 22 juillet 1861 : *Considérations sur la nature et le traitement des névralgies*. De 1861 à 1865, médecin civil requis à l'hôpital des Invalides. En 1870-71, médecin chef de l'ambulance des Irlandais ; chef de service comme médecin-major à l'ambulance militaire du Luxembourg. Ancien président de la Société d'Anthropologie, de la Société Médico-chirurgicale, de la Société de Médecine de Paris, de la Société d'Hydrologie. Membre correspondant de l'Académie de Médecine. L'un des doyens de la Presse médicale. Depuis plus de trente ans rédacteur en chef ou directeur de la *Gazette Médicale de Paris* où il a pris une part active à la discussion de toutes les grandes questions d'ordre scientifique et professionnel. Médecin consultant aux Eaux de Néris-les-Bains (Allier). A publié de nombreux travaux sur la clinique thermale. Président du dernier Congrès international d'Hydrologie tenu en 1896 à Clermont-Ferrand. Chevalier de la Légion d'honneur.

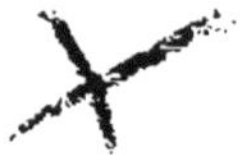

Dr RECLUS (Paul)

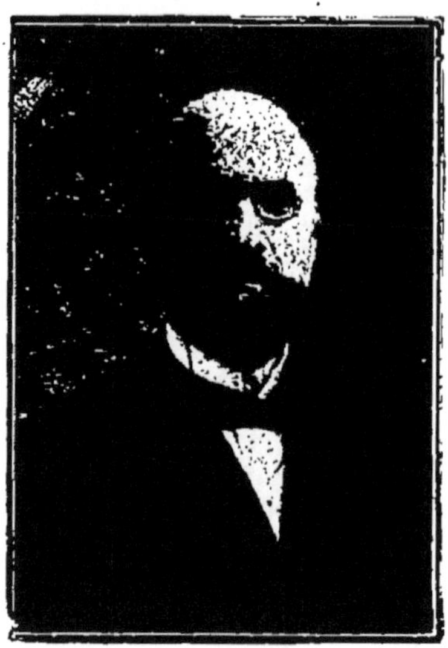

Madar

Né à Orthez (Basses-Pyrénées) en 1847. — Appartient à une illustre famille de savants. Professeur agrégé de la Faculté de Paris, chirurgien de la Pitié, membre (le plus jeune) de l'Académie de Médecine. Auteur, avec le docteur Duplay du *Grand Traité de chirurgie*. Auteur du *Manuel des quatre agrégés*. A découvert la cocaïne. Parmi ses autres travaux les plus importants, on cite: *De la cocaïne en chirurgie*, *Maladie kystique de la mamelle*, qui a pris le nom de *Maladie de Reclus*. *Tubercule du testicule* (thèse). *Syphilis du testicule*. Lauréat de la Faculté de Médecine, de l'Académie de Médecine et de l'Académie des Sciences.

Dr RENAULT (Jules)

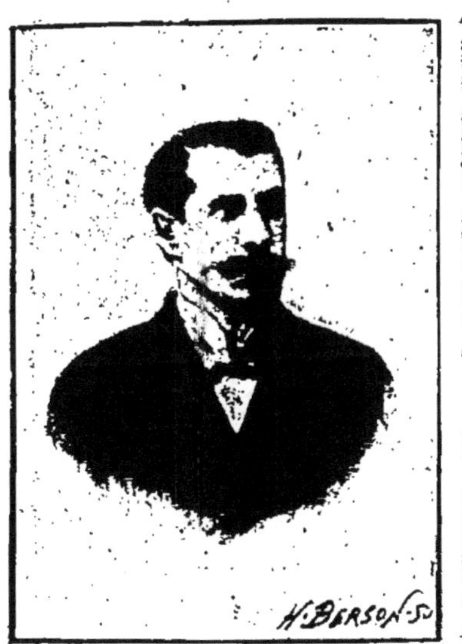

Né à Premery (Nièvre) le 2 août 1864. — Fit ses études à la Faculté de Paris et passa, en 1893, sa thèse : « Du Bacterium coli dans l'infection urinaire ». Externe en 1886, interne en 1888. Chef de clinique des maladies des enfants en 1896, il a publié : en collaboration avec le professeur Debove (1892) : *Ulcère de l'estomac*, et, en collaboration avec le docteur Achard, des travaux qui montrent que le microbe habituel des infections urinaires n'est pas un microbe spécial, mais le bacterium coli (1891-93). Le docteur Renault collabore au manuel de médecine et au Traité des maladies de l'enfauce.

Dr REYNIER (Paul)

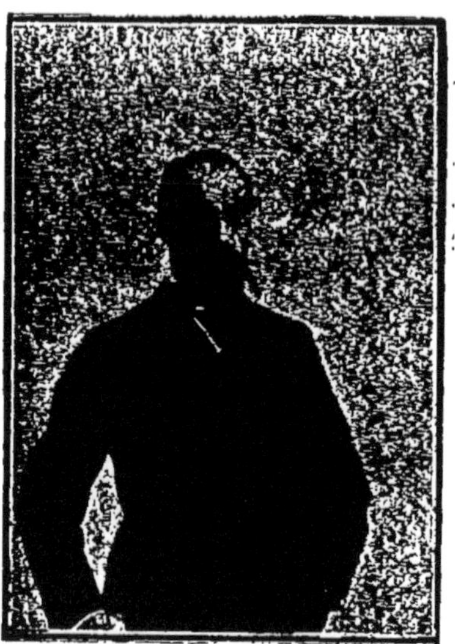

Né à Paris en 1851. — Chirurgien à Lariboisière. Docteur en médecine en 1880. Chirurgien des hôpitaux en 1882. Agrégé en 1883. Sa thèse inaugurale et sa thèse d'agrégation ont été fort remarquées. C'est un praticien des plus distingués qui s'est livré à de patientes recherches et a fait des travaux fort appréciés.

Dr RIBEMONT-DESSAIGNES (Alban)

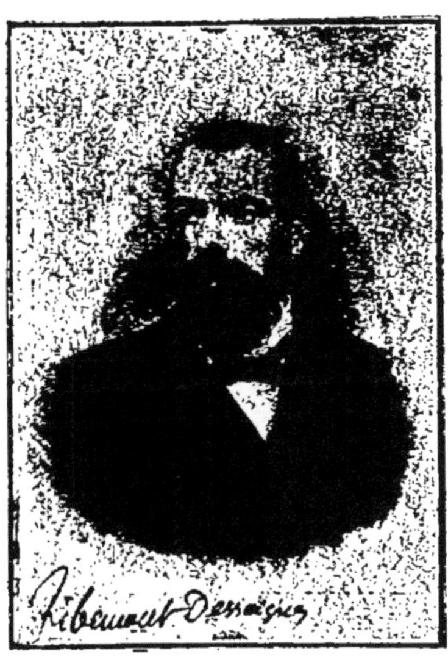

Né à Vendôme le 27 octobre 1847. — Externe des hôpitaux en 1869. Interne en 1873. Chef de clinique d'accouchement en 1880. Accoucheur des hôpitaux en 1882. Agrégé à la Faculté en 1883. Actuellement, accoucheur de la Maternité de Beaujon. Le docteur Ribemont-Dessaignes, qui jouit d'une réputation largement méritée, a publié de nombreux ouvrages, parmi lesquels nous citerons : *Anatomie topographique du fœtus. Application à l'obstétrique* (thèse inaugurale). Des mémoires et des observations relatifs à l'obstétrique et un *Précis d'obstétrique* (en collaboration) qui a eu déjà deux éditions et dont les figures sont pour la plupart originales et dessinées par le docteur lui-même. Officier d Académie. Chevalier de la Légion d'honnenr en 1890.

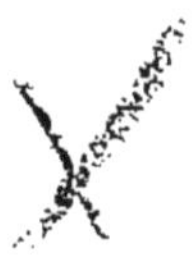

Dr RICHELOT (Gustave)

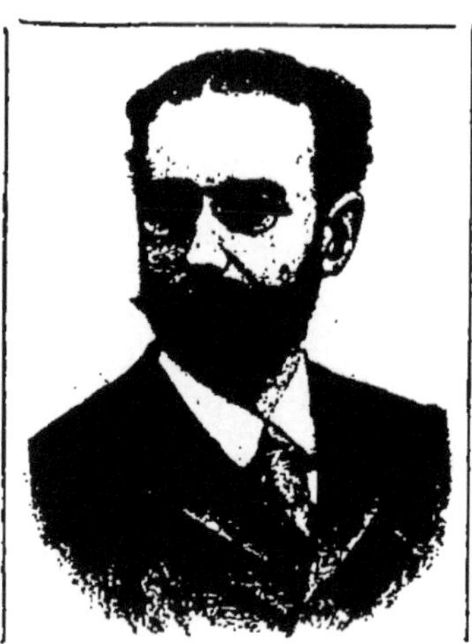

Paris-qui-Passe

Né à Paris, le 14 novembre 1844. — Médaille de l'Internat en 1872. Docteur en médecine en 1873 avec une thèse sur la *Peritonite herniaire et ses rapports avec l'étranglement.* Professeur agrégé en 1878. Chirurgien des hôpitaux en 1880. Il ne tarde pas alors à prendre rang parmi les jeunes chirurgiens auxquels l'Ecole Française doit d'avoir reconquis et maintenu sa bonne renommée. Depuis, sa réputation n'a fait que grandir. Ses travaux sont tellement nombreux qu'il ne faut pas penser pouvoir les énumérer ici. Il contribua avec ardeur aux récents progrès des inventions contre les maladies abdominales. Dans la chirurgie de l'intestin, il pratiqua un des premiers la cure radicale des hernies et des hydrocèles-congénitales, par la résection complète du conduit vagino-péritonéal. Il consacre la majeure partie de ses efforts à la pratique de la gynécologie. Membre de la Société de chirurgie, de la Société Obstétricale et Gynécologique, de la Société française de Dermatologie et de Syphiligraphie. Chirurgien de l'hôpital St-Louis. Membre de la Société de Médecine de Paris. Elu à l'Académie de Médecine, dans la section de Médecine opérative, par 71 voix sur 82 votants, le mardi 6 avril 1897. Chevalier de la Légion d'honneur.

Dr RIVIÈRE (Alexandre-Joseph)

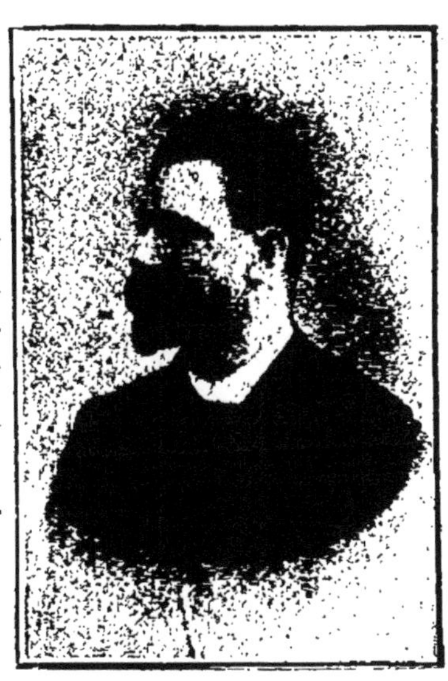

Ran-b.rt.

Né le 20 février 1860. — Licencié ès-sciences naturelles. Docteur en médecine de la Faculté de Paris. Possède au n° 25 de la rue des Mathurins, l'Etablissement d'Électricité médicale le plus complet de nos jours.

Le docteur Rivière est le seul qui, en France, dispose des bains de lumière électrique si efficaces, dans l'anémie et la chlorose. Par ses applications des rayons Roentgen, il parvient à des résultats excellents dans le traitement de la phthisie, et il obtient des guérisons inespérées de l'obésité, du diabète, de la goutte, du rhumatisme, des maladies de la peau et des bronchites chroniques, par ses applications du courant de haute fréquence du professeur d'Arsonval, ses bains hydro-électriques, le massage vibratoire, etc.

Parmi les œuvres du docteur Rivière, citons: *Le Positivisme en médecine.*

Dr ROCHON-DUVIGNEAUD (Jean-François-André)

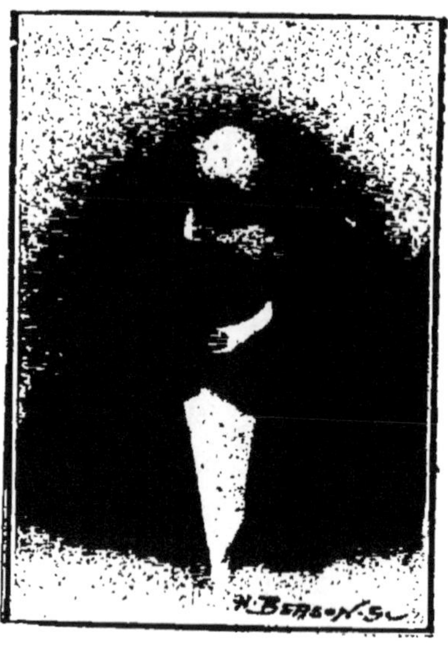

Reutlinger.

Né à Ribérac (Dordogne) le 7 avril 1863. — Ancien aide d'anatomie et préparateur d'histologie de la Faculté de Bordeaux. Ancien chef de laboratoire et chef de clinique ophtalmologique de la Faculté de Paris. Passa, en 1892, sa thèse de doctorat : *Recherches sur l'angle de la Chambre antérieure et le canal de Schlemm.* Interne des hôpitaux de 1889 à 1892. Médecin assistant du service d'ophtalmologie de l'Hôpital Lariboisière. Auteur d'un *Traité Iconographique d'anatomie de l'œil* et de divers articles d'ophtalmologie pratique et scientifique publiés par la « Gazette des Hôpitaux », les « Archives d'ophtalmologie », etc.

Dr ROSEMBLITH (Jérôme)

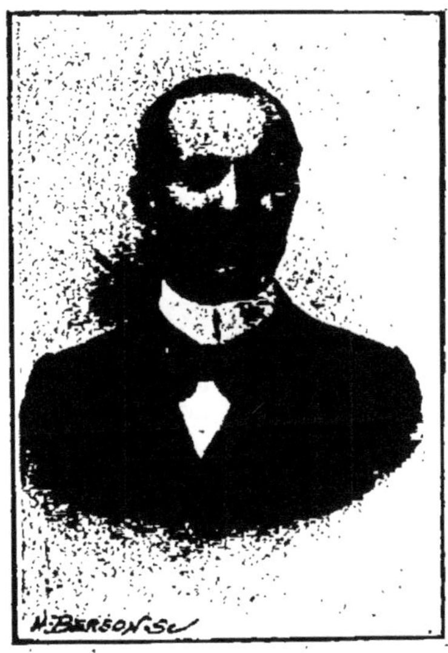

Chéragian.

Né à Ackermann (Russie), le 5 juin 1857. — Fit à Montpellier trois années d'etudes médicales et les quatre dernières années à Paris, où il passa son doctorat le 6 mai 1884 avec une thèse : *Etude sur quelques cas de cirrhose hyperthropique graisseuse*. A fait ses études secondaires à l'Ecole réale de Kichinelo, chef-lieu de la Bessarabie. Après sa thèse, a commencé par la médecine générale, puis s'est consacré à la massothérapie. Par ses publications ayant trait à différentes affections traitées par le massage, il occupe une place marquée parmi les premiers spécialistes en massothérapie de la capitale. Citons, parmi ses publications : *Crampe intentionnelle du deltoïde, massage quotidien. Traitement des entorses par le massage. Le traitement des fractures par le massage et la mobilisation précoce. Le massage et le traitement de l'accès de goutte aiguë*, etc.

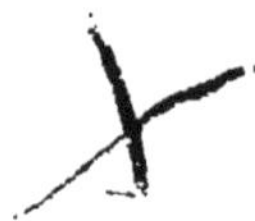

Dr ROULIN (Louis-Victor-Pierre)

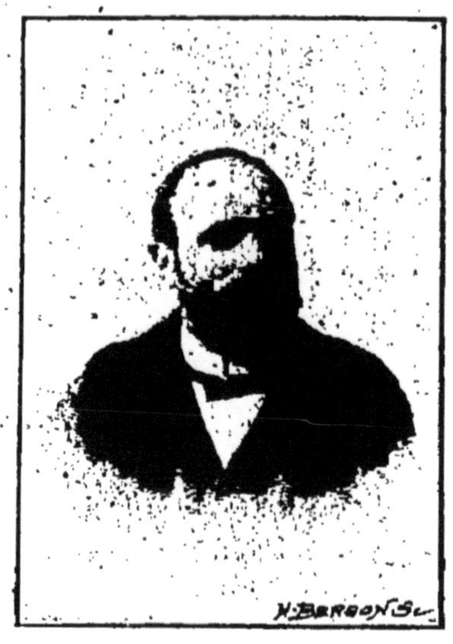

Chardonet

Né à Eyriselles-le-Bocage (Yonne) en 1849. — Docteur de la Faculté de Paris en 1878; ancien externe des hôpitaux de Paris et de la clinique d'accouchement.

Membre de plusieurs Sociétés médicales et, notamment, de la Société médico-pratique et de médecine et de chirurgie pratiques.

A fait plusieurs publications dont l'une, sur le *Traitement de la Diphtérie* sous l'inspiration de son maître, Bouchut, lui a valu une récompense de l'Académie de médecine.

Dr ROUSSEL (X.)

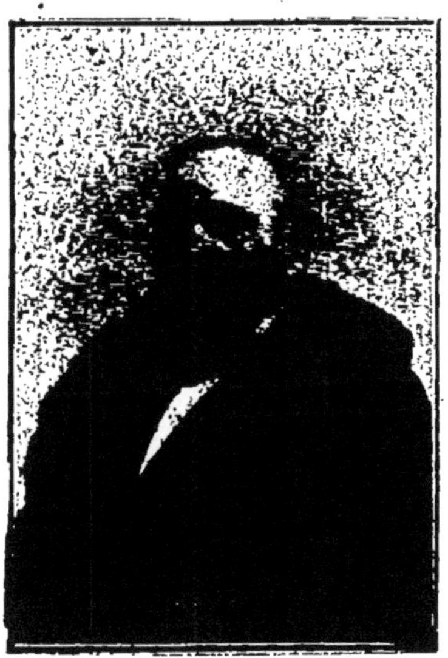

Fontenelle.

Né à Briey. — Fit ses études à Strasbourg et passa sa thèse en 1859.

Ancien rédacteur de la *Gazette Homeopathique* de Metz, ancien médecin chef de l'Hôpital Saint-Vincent pendant l'année 1870.

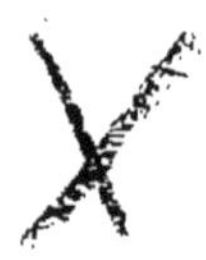

Dr ROY (Maurice)

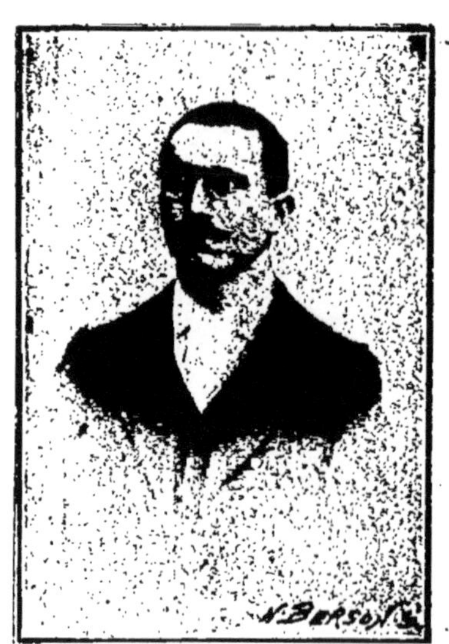

Né le 24 décembre 1866, à Nemours (Seine-et-Marne). — Docteur en médecine en 1894 avec une thèse sur la *Prothèse immédiate et la prothèse tardive dans les résections du maxillaire inférieur*. Dentiste des hôpitaux en 1895, attaché à l'hôpital Broussais, professeur suppléant à l'Ecole dentaire de Paris. Avant de faire ses études médicales, avait été élève et diplômé de l'Ecole dentaire de Paris dont il fut lauréat en 1886 et où il devint successivement : Démonstrateur (1889), chef de clinique (1890) et où il est maintenant professeur de thérapeutique spéciale. Ancien rédacteur en chef de l'*Odontologie*, il est vice-président de la Société d'Odontologie de Paris. Outre un grand nombre d'articles dans l'*Odontologie* et dans la *Revue internationale d'Odontologie*, il a publié un *Manuel de Thérapeutique de la bouche et des dents et d'anesthésie dentaire*.

Dr RUAULT (Albert)

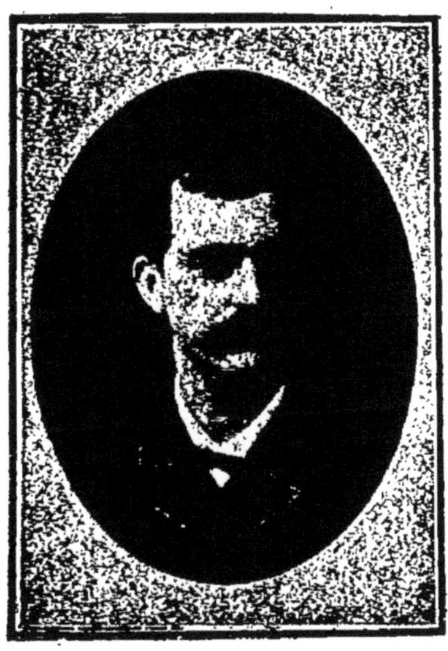

Né à Châteauroux le 5 mai 1850. — Passa sa thèse à Paris en 1883. Médecin honoraire de la clinique Laryngolique de l'institution nationale des sourds-muets. Fondateur des « Archives nationales de laryngologie » où il a publié de nombreux travaux sur les maladies du larynx, de la gorge et du nez. Auteur des articles : *Maladies du nez, de la gorge et du larynx*, du Traité de médecine de MM. Charcot et Bouchard, etc.

Chevalier de la Légion d'honneur.

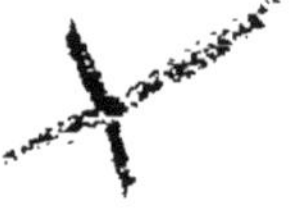

Dr SALTAS (Jean)

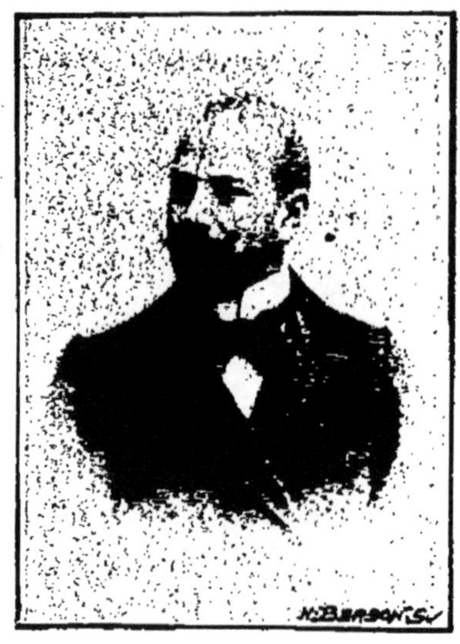

Piron, boul. St-Germain.

Né à Athènes, le 19 janvier 1865. — Fit ses études à Montpellier et à Paris. Passa sa thèse de doctorat en 1890. Sujet : *Des hémorrhagies après l'amygdalotomie*, et du *Traitement de l'hypertrophie des amygdales par l'ignipuncture.*

Dr SAURY (Honoré)

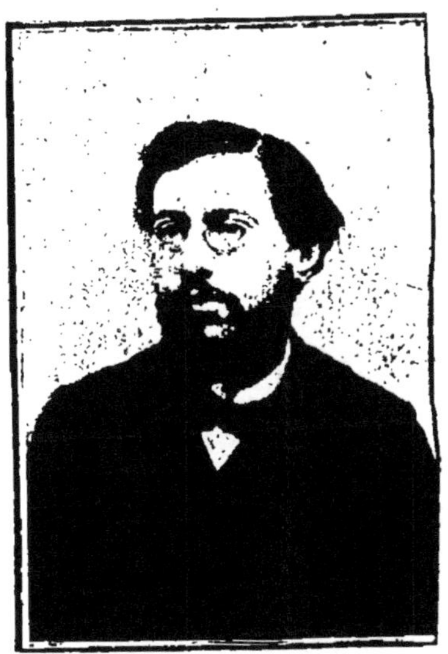

Né à Salce (Pyrénées-Orientales), le 26 octobre 1854. — Docteur en médecine de la Faculté de Paris en 1879. Médecin des Conseils de prudhommes du département de la Seine. Membre des Sociétés médico-psychologique, de statistique, d'hygiène, etc. Auteur d'un ouvrage très apprécié sur la *Folie héréditaire*, ainsi que de nombreux mémoires sur divers sujets de pathologie mentale et nerveuse. Sa description du *Morphino-cocaïnisme* est une des premières qui aient paru en France sur cette intoxication. A signaler ses articles de la *Grande Encyclopédie: Dégénérés, Dipsomanie, Kleptomanie, Morphinomanie*, etc. La thérapeutique électrique lui est redevable d'un certain nombre de dispositifs nouveaux et notamment d'un appareil spécial, le *Voltaphore*, un des meilleurs agents de la médication anti-névralgique. Décoré des Ordres du Christ du Portugal et de Charles III d'Espagne.

Dr SÉBILOTTE (Richard)

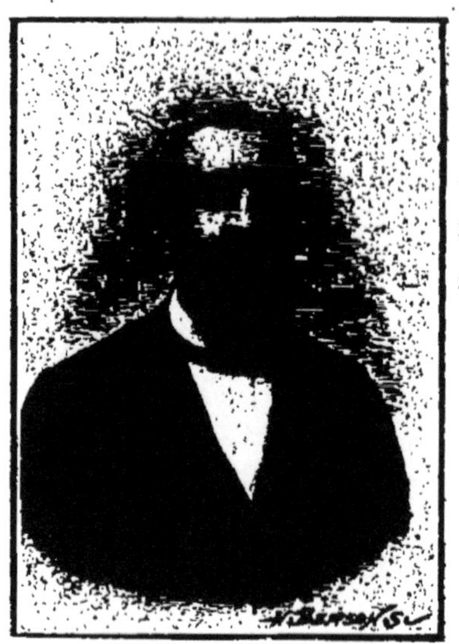

Debrock.

Né en 1862, à Grignon (Côte-d'Or), d'une famille de médecins très ancienne et fort estimée dans l'Auxois. A l'école du docteur F. Siredey et à celle du professeur Tarnier, ses éminents compatriotes, il prit un goût très vif à l'étude des maladies des femmes et des accouchements auxquels il s'adonne plus particulièrement. Sa thèse sur les *Intoxications par le sublimé corrosif chez les femmes en couches*, fait époque et lui valut une récompense de la Faculté de Médecine de Paris. Il est aussi titulaire d'une médaille d'argent des épidémies.

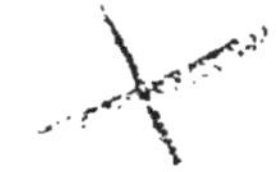

Dr SOUPAULT

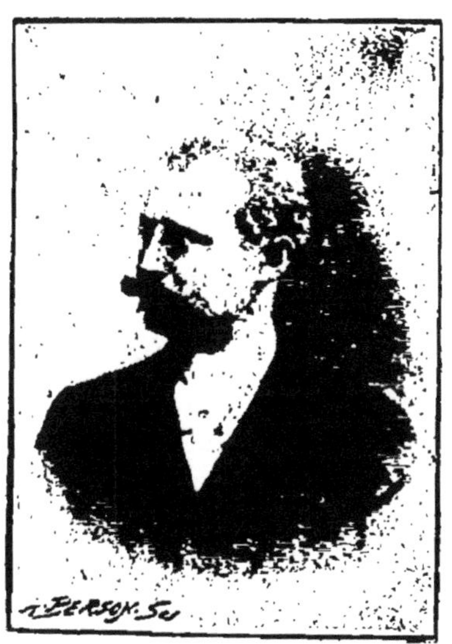

Ogerau.

Né à Villeneuve-le-Roi (Seine-et-Oise), le 15 août 1864. — Interne des hôpitaux en 1889. Reçu docteur en 1893, est actuellement préparateur du professeur Debove. Le docteur Soupault s'occupe spécialement des maladies de l'estomac sur lesquelles il a publié de nombreux travaux, entre autres sa thèse sur la Dyspepsie nerveuse.

Profes^r TARNIER (Etienne-Stéphane)

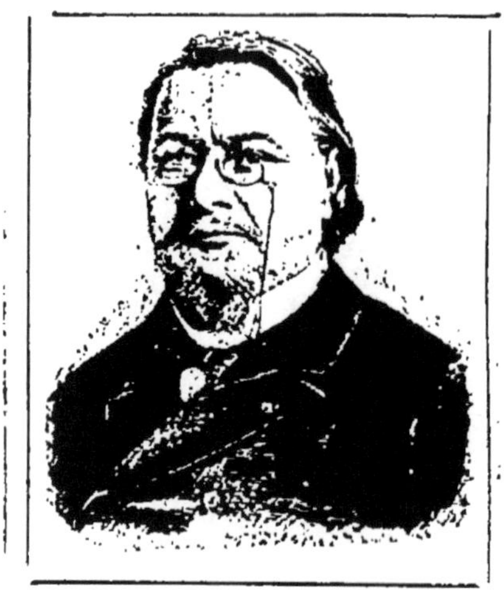

La Médecine Moderne

Né à Aiserey, près Dijon, le 29 avril 1828. — Externe des hôpitaux à Paris, en 1850. Interne en 1853. Docteur en 1857 avec cette thèse : *De la Fièvre puerpuérale*. Nommé au concours, en 1865, chirurgien des hôpitaux de Paris, en 1867, chirugien en chef de la Maternité. Auteur de nombreux ouvrages sur les questions d'accouchements et d'hygiène. Parmi ses publications, citons : *Traité de l'art des accouchements* (en collaboration). *Allaitement et hygiène de la première enfance. Mémoire sur le forceps. L'asepsie et l'antisepsie en obstetrique* (in 8° de 839 pages). Membre et ancien président de l'Académie de Médecine, professeur de clinique obstétricale à la Faculté. Commandeur de la Légion d'honneur.

Dr TERSON

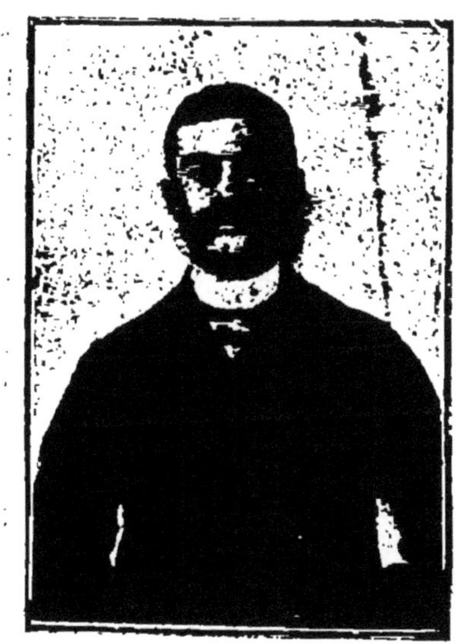

Né à Toulouse. — Chef de clinique des maladies des yeux, de la Faculté de Paris, à l'Hôtel-Dieu. Ancien interne des hôpitaux de Paris. Auteur de nombreux travaux sur les maladies des yeux, entre autres, sa thèse sur l'*anatomie et l'extirpation des glandes lacrymales,* mémoires sur *le glaucome dû aux déplacements du cristallin*, sur les *Hémorrhagies consécutives à l'opération de la cataracte, l'opération de l'ectopion*, les *rapports des maladies des yeux avec les maladies générales*, la *microbiologie des maladies des yeux*, etc. Auteur de l'adaptation française de l'*Atlas d'Ophtalmoscopie* de Haab et d'un traité des *Maladies de l'œil* dans le nouveau Traité de chirurgie clinique et opératoire. Lauréat de l'Académie de la Faculté de Médecine, etc.

Dr TESTELIN (Charles)

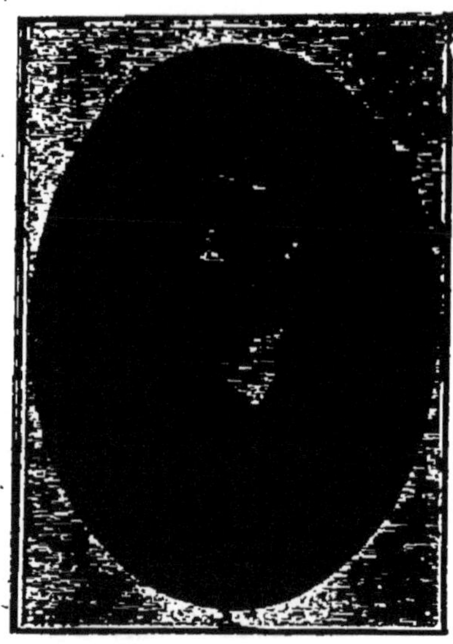

Valkman-Truchelut.

Né à Haubourdin (Nord), en 1859. — Reçu docteur de la Faculté de Paris en 1884. S'est spécialisé dans l'étude des affections de la bouche et des dents. Médaille d'honneur du Ministère de l'Intérieur. Médaille de l'Assistance publique. Lauréat de l'Académie de Médecine.

Dr THULIÉ (Henri)

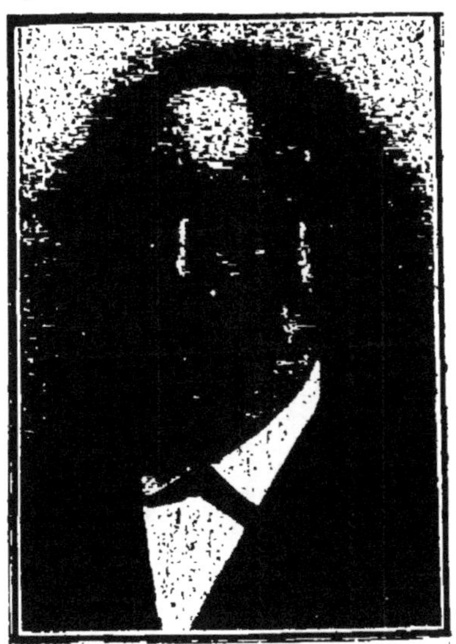

Berthaud

Né à Bordeaux, le 30 juillet 1832. — Ancien interne de l'asile d'aliénés de Charenton, ancien chirurgien major du 38e bataillon de marche. Fut, en outre : Secrétaire du Conseil général de la Seine. Président du Conseil municipal de Paris (1875-78-80) ; Président de la Société d'anthropologie. Secrétaire général du Congrès international d'assistance de 1889 ; secrétaire général, puis président de la Société internationale pour l'étude des questions d'assistance. Actuellement, il est : Membre de la Commission de surveillance des asiles d'aliénés de la Seine ; membre du Conseil d'Administration de l'Ecole Lepelletier de St-Fargeau ; vice-président du Conseil supérieur de l'Assistance publique ; directeur de l'Ecole d'Anthropologie. A rédigé avec Duranty et Assezat le journal le *Réalisme* ; a collaboré au *Courrier Français*, de Vermorel, et à la *Pensée nouvelle*. Etudes sur : *Le Délire aigu. La Folie et la Loi. La Manie raisonnante du docteur Campagne, la Femme, la Question du Tour*, etc.

Dr VAN GELDER

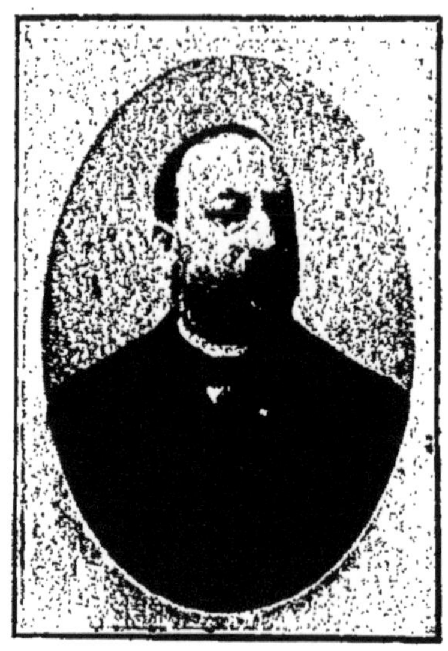

Pierre Petit

Né à Paris, le 22 août 1845. Docteur en 1879. Membre de la Commission de gymnastique à la Sorbonne. S'est acquis un nom dans la gymnastique scientifique. Son livre sur l'*Anatomie et la Physiologie appliquées à la gymnastique* est classique. Vulgarisateur scientifique, il a écrit pour l'Enseignement primaire des livres sur les sciences physiques et naturelles, qui sont dans les mains de tous. Médecin de la Compagnie générale des Voitures, à Paris; médecin-major de l'armée territoriale; chef-adjoint du service médical du Cercle militaire; chef de service médical de la Société du tir au canon, de Paris.

Officier de l'Instruction publique.

Dr VERDIER (Antoine)

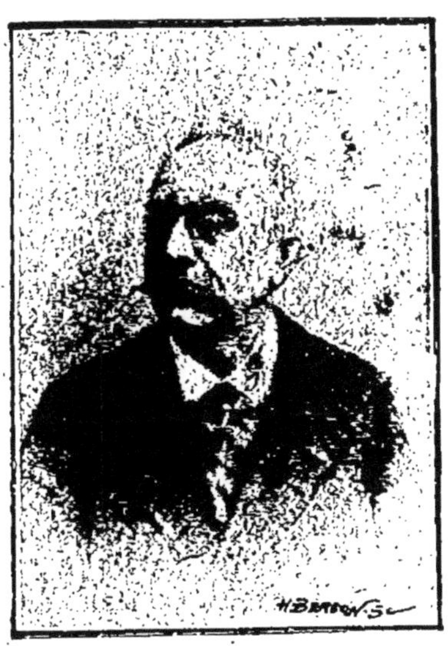

Pirou, boul. St-Germain.

Né à Thiers (Puy-de-Dôme), le 9 mars 1842. Passa brillamment sa thèse à Paris, le 13 janvier 1868, sur l'*Apoplexie placentaire et les Hématomes du placenta*. Externe des hôpitaux en 1862. Membre de la Société médicale du IXe arrondissement; vice-président de la Société d'hygiène de l'Enfance de Paris, etc.

S'occupe, depuis plusieurs années, du massage médico-chirurgical et, plus spécialement, de son application dans les affections gastro-intestinales. Officier de l'Instruction publique.

Dr VIGOUROUX (Hilarion-Denis)

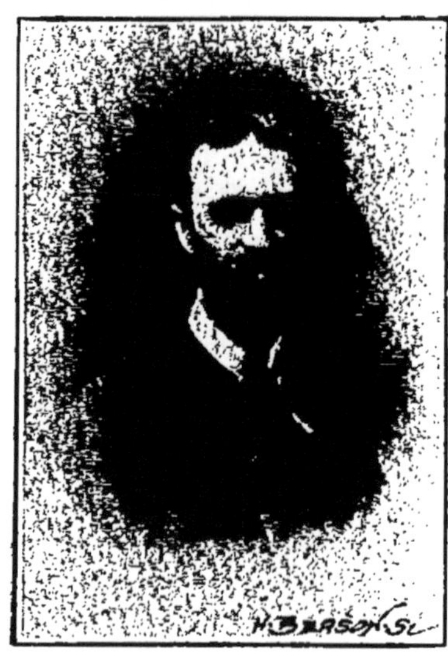

Penabert

Né à Naut d'Aveyron, le 9 octobre 1849. Fit ses études à Montpellier et passa, en juillet 1878, sa thèse : *Etude sommaire de la Physiologie de Galien.*

A publié : *Les Tablettes du Docteur* (1 vol. in-12); *Hygiène et Médecine des Familles* (1 vol.); *Traité complet de médecine pratique à l'usage des Gens du monde* (4 vol. in-8°).

Officier d'Académie. Chevalier de l'Ordre de Charles III d'Espagne.

Dr VIGOUROUX (Romain-Gabriel-Marie)

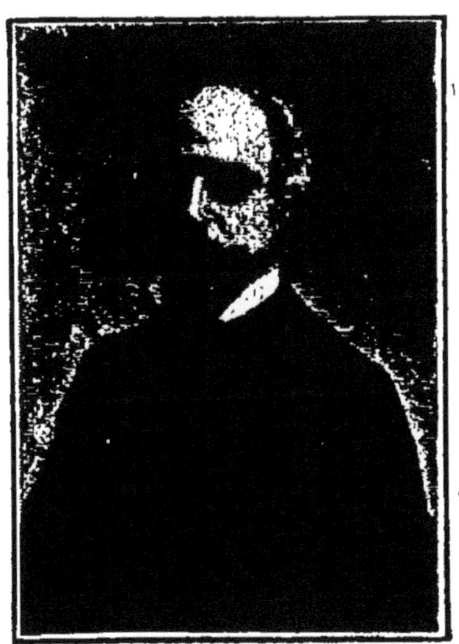

Laplaud

Né le 4 juillet 1831, à Molompise (Cantal). — Interne des hôpitaux de Paris en 1854; docteur en 1858. A fait à l'Académie des Sciences des communications remarquées, entre autres un travail sur le *Mécanisme de la mort dans l'anesthésie chirurgicale*. Etudia à Londres, en 1862, auprès de Brown-Séquard, les maladies nerveuses. Collaborateur de Charcot, il fonda le service d'électrothérapie, dont la notoriété est universelle. Depuis 20 ans, a contribué énormément à étendre le champ des applications à l'électricité. Ses idées sur la Neurasthénie et les résultats obtenus ont consacré sa renommée. N'a pas publié d'ouvrages volumineux, mais condense avec un art remarquable ses observations en des articles de Revue. L'indépendance est son trait caractéristique. Chevalier de la Légion d'honneur. Membre du Comité technique de l'Exposition de 1889.

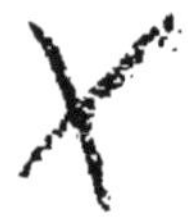

Dr VIMONT (Maurice)

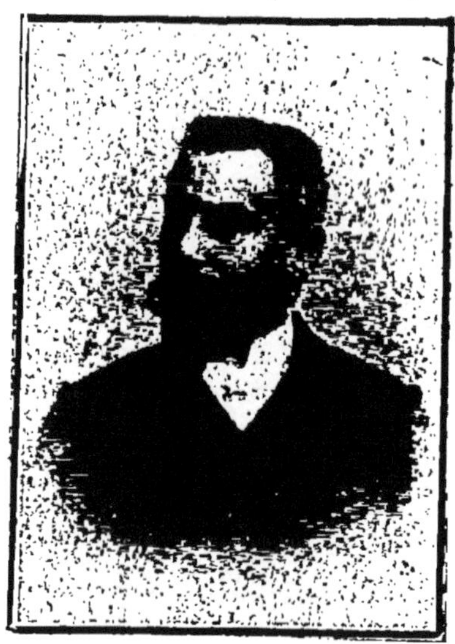

Pirou, boul. St.-Germain

Né à Paris, le 11 juin 1861.

Externe des hôpitaux de Paris en 1883. Interne en 1887. Docteur et lauréat de la Faculté de Médecine de Paris en 1890. Sa thèse sur : *Les Oblitérations de la veine cave inférieure* est un travail de valeur souvent consulté. Ancien interne de l'hôpital Trousseau, il s'adonne spécialement à tout ce qui concerne les maladies de l'enfance.

Dr VOISIN (Jules)

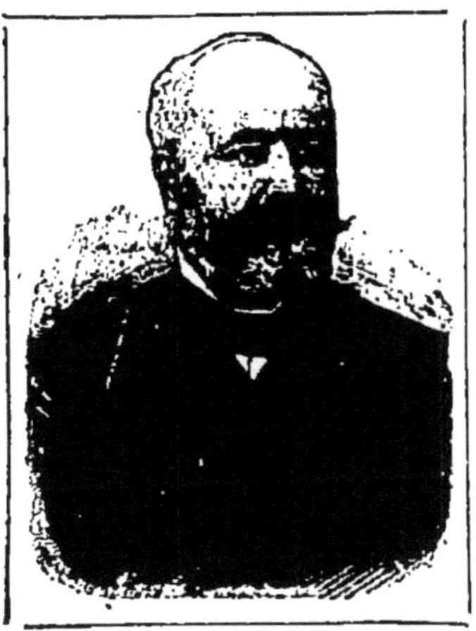

La Médecine Moderne

Médecin en chef du Dépôt et de la Conciergerie, médecin de la Salpêtrière. Né au Mans, le 4 octobre 1844. — Il commença ses études médicales au Mans, sous la direction de son père, médecin en chef de l'Hôtel-Dieu. Puis il vint à Paris, et sous les auspices de son oncle, Félix Voisin, membre de l'Académie de Médecine, médecin de Bicêtre et fondateur de la maison de santé de Vanves, avec le docteur Falret, il s'initia de bonne heure aux études mentales. D'abord externe, puis interne des hôpitaux, il passe sa thèse de doctorat en 1875 sur les *Arthropathies syphilitiques*. Reçu médecin de Bicêtre, au concours en 1879, il y reste jusqu'en 1884, époque à laquelle il vient à la Salpêtrière remplacer son cher et honoré maître, Legrand du Saule. A la tête du service des Enfants arriérés et du service des Epileptiques, il fait tous les ans, pendant le semestre d'hiver, un cours sur les maladies mentales et nerveuses, dont son livre sur l *Idiotie* est le résumé. A publié de nombreux mémoires dans les Annales médico-psychologiques et dans les Archives de Neurologie, et a traité magistralement la question de la *Morphinomanie*.

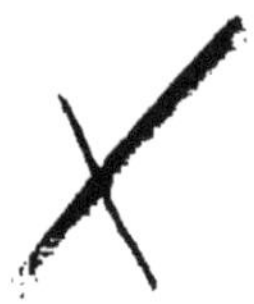

Dr ZABÉ

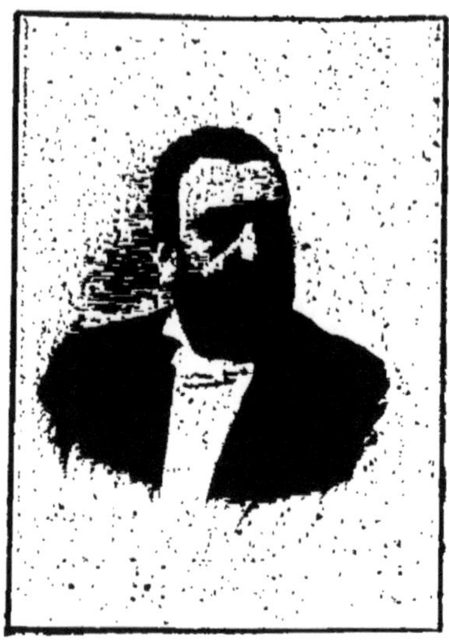

Pirou, boul. St-Germain.

Né à Cirey (Meurthe-et-Moselle), le 21 février 1838. Reçu docteur à la Faculté de Paris en 1867. Ses travaux les plus importants ont trait à la Dyspepsie, d'origine mécanique.

Les ouvrages parus sur ce sujet sont les suivants : 1° *Dyspepsies hernieuses* (Paris, 1891); 2° *La Dyspepsie, cause première* (Paris, 1893); 3° *Dyspeptiques et Obèses du Ventre* (Paris, 1895); 4° *Dyspepsies consécutives à des altérations de structure, siégeant en dehors de l'estomac.* (*Le Correspondant médical*, 30 mars 1895.)

HOPITAUX, HOSPICES, MAISONS DE RETRAITE

Administration générale de l'Assistance publique

PLACE DE L'HOTEL-DE-VILLE, 3

(Entrée des bureaux : quai de Gesvres, 4,
et avenue Victoria, 3.)

Andral, 43, rue des Tournelles.
Asile national de la Providence, rue des Martyrs, 77.
Asile N.-D. de Bon-Secours, rue des Plantes, 66. — Consultations gratuites : lundi, mercredi et vendredi, à 9 heures.
Baudelocque, boulevard de Port-Royal, 125 — Accouchements.
Beaujon, 208, faubourg St-Honoré (*D, D bis*). — Entrée le jeudi et le dimacche, de 2 à 4 heures.
Bichat, au bastion de la porte St-Ouen, boul. Ney, 137 (10).
Brezin (*hommes*), rue d'Alésia, 134.
Broussais, rue Didot, 96. — Consultations tous les jours.
Chardon-Lagache (42), rue Chardon-Lagache, 1.
Charité, rue Jacob, 47 (*H, AD*). — Entrée jeudis et dimanches, de 1 heure à 3 heures.
Clinique d'accouchement, rue d'Assas, 89.
Cochin, faubourg Saint Jacques, 47 (*J*). — Entrée jeudis et dimanches, de 1 à 3 heures.
Debrousse, rue Bagnolet, 148.
Dubois, faubourg Saint-Denis, 300 (24).
Enfants assistés et Orphelins réunis, rue Denfert-Rochereau, 74. — Consultations tous les matins, de 8 à 10 heures.
Enfants malades, rue de Sèvres, 149.
Furtado-Heine (dispensaire), rue Delbet.
Hérold (dispensaire d'enfants), place du Danube.
Hôtel-Dieu, place du Parvis-Notre-Dame (*G*). — Entrée jeudis et dimanches, de 1 à 3 heures. — Consultations gratuites tous les matins, de 8 à 9 heures.

Institut Pasteur, rue Dutot, 23

Laennec, rue de Sèvres, 42 (42).

Lariboisière, rue Ambroise-Paré, 2. — Entrée jeudis et dimanches, de 1 a 3 heures.

La Rochefoucauld, avenue d'Orléans, 15 (12, 22).

Leprince, rue Saint-Dominique, 109.

Lourcine ou **Broca**, (*femmes*), rue Broca. 111.

Maison municipale de Santé, faubourg Saint-Denis, 200,

Maternité, maison et école d'accouchement, boulevard du Port-Royal, 119 et 121 (15).

Midi, ou Ricord, ou des Vénériens (*hommes*), boulevard du Port-Royal, 111.

Necker, rue de Sèvres, 151. — Entrée jeudis et dimanches, de 1 à 3 heures.

Pitié, rue Lacépède, 1. — Entrée jendis et dimanches, de 1 à 3 heures.

Quinze-Vingts, rue de Charenton, 28. — Consultations gratuites : tous les jours, de midi à 2 heures.

Ricord (*Voir* Midi).

Rossini, rue Mirabeau, 5.

Rothschild (de), rue Picpus, 76. — Consultations : lundi, mercredi, vendredi, à 1 heure.

Sainte-Anne (*aliénés*), rue Cabanis, 1.

Saint-Antoine, faubourg St-Antoine, 184. — Entrée les jeudis et dimanches, de 1 à 3 heures.

Saint-Jacques, rue Pierre-Larousse. — Consultations : lundi, mercredi, vendredi, 9 heures.

Saint-Joseph, ruelle Volontaire, 15.

Saint-Louis, rue Bichat, 38 et 40. — Entrée les jeudis et dimanches, de 1 à 3 heures.

Saint-Martin (*militaires*), rue des Récollets.

Saint-Michel, rue de Dombasle, 30.

Sainte-Périne, rue Chardon-Lagache, 11,

Salpêtrière, boulevard de l'Hôpital, 47. — Vieillesse et aliénés (*femmes*).

Tenon, rue de la Chine, 4.

Tisserand, rue d'Alésia, 134.

Trousseau, enfants malades, rue de Charenton, 89, et faubourg Saint-Antoine, 110.

Val-de-Grâce (*militaires*), rue Saint-Jacques, 277. — Entrée jeudis et dimanches, de midi à 1 heure.

SPÉCIALITÉS
MÉDICALES

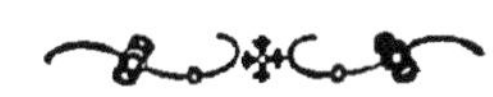

M. DION

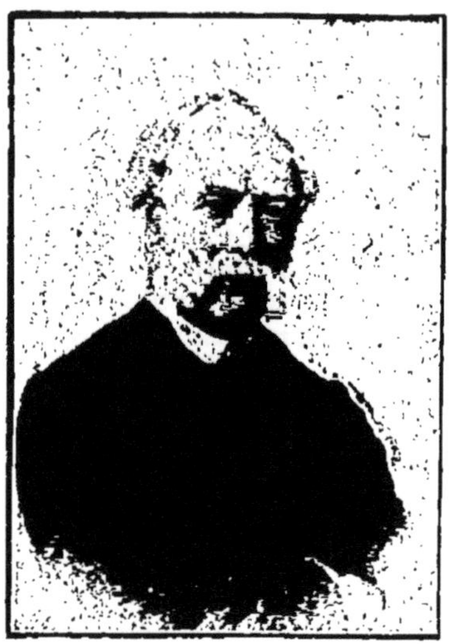

M. Dion est l'inventeur et le propagateur d'une méthode pour la guérison de la myopie, qui maintenant a fait ses preuves, et il a établi dans ce but un Institut spécial, 63, rue de Rennes. Au début, le système de M. Dion ne rencontrait guère que des incrédules, et il a fallu des années de démonstration éclatante, de succès incontestables pour que les procédés de M. Dion soient admis par les spécialistes ; aujourd'hui, si nombre d'entre eux le contestent encore, beaucoup, et non des moindres, ont reconnu leur efficacité. La myopie est devenue un véritable fléau qui grandit chaque année, envahit nos écoles et frappe les plus intelligents, les plus travailleurs, ceux qu'attendait le plus brillant avenir ! L'inventeur de la guérison de la myopie est donc un véritable bienfaiteur de l'humanité, pour les médecins un collaborateur précieux, et à ce titre il avait de droit sa place marquée dans notre galerie. M. Dion est issu d'une ancienne famille française émigrée au Canada bien avant sa cession à l'Angleterre. C'est donc un Français qui revient faire profiter sa patrie d'origine de sa merveilleuse découverte.

HYGIÈNE DE LA TOILETTE

Les qualités désinfectantes, microbicides, cicatrisantes qui ont valu au **Coaltar Saponine Le Bœuf** son admission dans les Hôpitaux de la Ville de Paris, le rendent très précieux pour les soins sanitaires du corps, lotions, lavages des nourrissons, soins de la bouche qu'il purifie, des cheveux qu'il débarrasse des pellicules, etc.

Le flacon, **2** *francs, les 6 flacons*, **10** *francs*,

DANS TOUTES LES PHARMACIES

SE DÉFIER DES CONTREFAÇONS

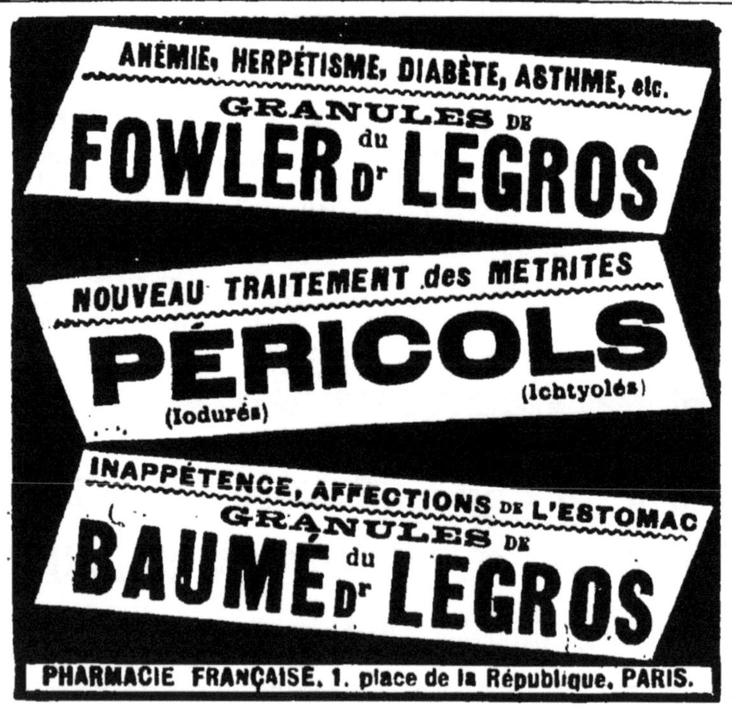
ANÉMIE, HERPÉTISME, DIABÈTE, ASTHME, etc.
GRANULES DE
FOWLER du Dr LEGROS
NOUVEAU TRAITEMENT des METRITES
PÉRICOLS
(Iodurés)
(Ichtyolés)
INAPPÉTENCE, AFFECTIONS DE L'ESTOMAC
GRANULES DE
BAUMÉ du Dr LEGROS
PHARMACIE FRANÇAISE, 1, place de la République, PARIS.

BUREAU FÉRET

M. A. Féret a aussi construit des Bureaux à élévation facultative et automatique qui assurent le bien-être et le confort en fixant le Bureau à la taille, en en variant au besoin la hauteur et aussi par les travaux assis et debout quand on le juge nécessaire.

M. Féret invite à venir examiner ces Bureaux et en faire l'expérimentation dans ses Magasins, rue Etienne-Marcel, 16, Paris.

Notice envoyée franco.

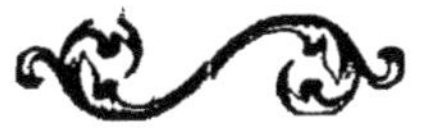

TABLE

L'OZONATEUR

BREVETÉ S. G. D. G.

Médaille d'Or

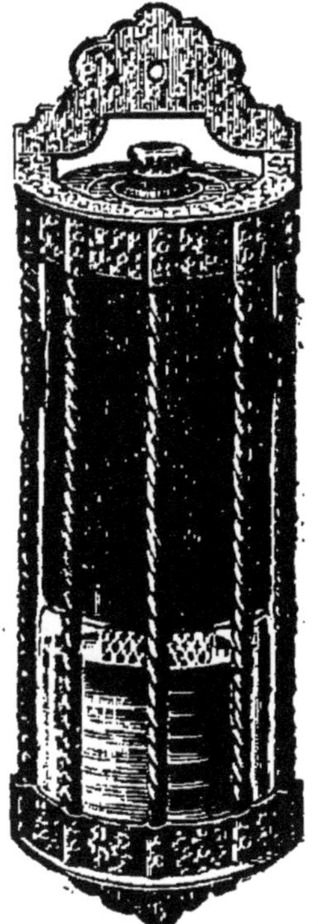

Hauteur 0 m. 26
Largeur 0 m. 10

Désinfecteur automatique, antiseptique par l'emploi de l'OZONATINE, purifiant l'air, absorbant toute mauvaise odeur.

Souverain contre toutes les maladies épidémiques.

Recommandé principalement dans les Salles où il y a agglomération de monde, Hôpitaux, Chambres de malades et tous les endroits insalubres.

INDISPENSABLE DANS LES WATER-CLOSET

Comptoir de Vente

9, Rue de la Chaussée-d'Antin, PARIS

Envoi en province par colis postal

Paris. — Imp. H. Richard, 3, rue Milton.

PARIS. — IMP. H. RICHARD, 3, RUE MILTON.